THE ATLAS OF DISEASE

ビジュアル
# パンデミック・マップ
伝染病の
起源・拡大・根絶の歴史

ナショナル ジオグラフィック協会は1888年の設立以来、研究、探検、環境保護など1万3000件を超えるプロジェクトに資金を提供してきました。ナショナル ジオグラフィックパートナーズは、収益の一部をナショナルジオグラフィック協会に還元し、動物や生息地の保護などの活動を支援しています。

　日本では日経ナショナル ジオグラフィック社を設立し、1995年に創刊した月刊誌『ナショナル ジオグラフィック日本版』のほか、書籍、ムック、ウェブサイト、SNSなど様々なメディアを通じて、「地球の今」を皆様にお届けしています。

nationalgeographic.jp

ビジュアル
# パンデミック・マップ
伝染病の起源・拡大・根絶の歴史

2020年3月16日　　第1版1刷
2020年7月10日　　　　4刷

著者
サンドラ・ヘンペル

訳者
関谷冬華

日本語版監修
竹田誠、竹田美文

編集
尾崎憲和、葛西陽子

編集協力
高山和良

デザイン
三木俊一＋高見朋子（文京図案室）

制作
クニメディア

印刷
凸版印刷

発行者
中村尚哉

発行
日経ナショナル ジオグラフィック社
〒105-8308 東京都港区虎ノ門4-3-12

発売
日経BPマーケティング

THE ATLAS OF DISEASE

# ビジュアル パンデミック・マップ

## 伝染病の起源・拡大・根絶の歴史

著=サンドラ・ヘンペル

日本語版監修=竹田誠（国立感染症研究所）、竹田美文（元国立感染症研究所所長）

訳=関谷冬華

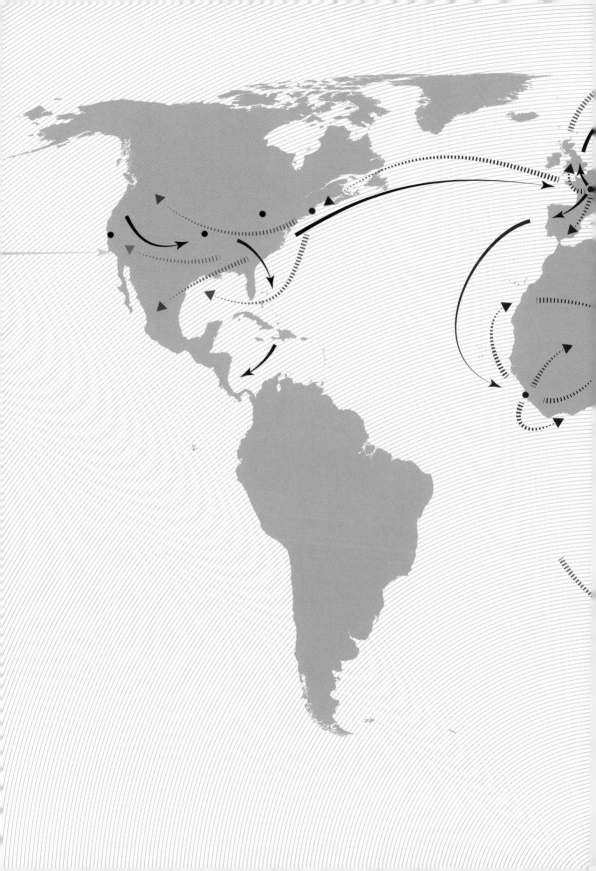

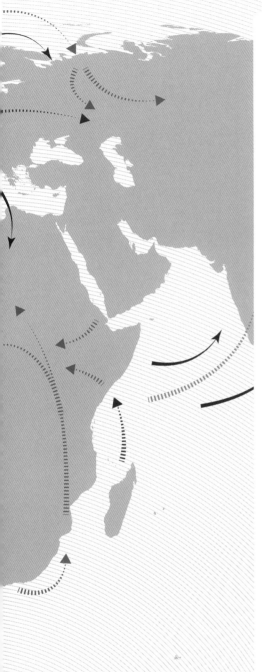

contents

# はじめに

||||||||||||||

# Introduction

　人類と恐ろしい伝染病との戦いは、同時に、興味深い歴史の物語でもある。この物語は、人類がペスト、天然痘、梅毒などの疫病にみまわれた最初の瞬間から始まり、やがて医学や科学の登場へ進む。読者は数世紀にわたる伝染病の変遷をたどりながら、人類が歩んできた遙かな道のりを追体験することになる。つまり、われわれが集団で暮らすようになり、家畜を飼い始めた最初の時から、様々な国や文明間で盛んに交流がなされていく歴史の概観を眺めることになる。ここには、交易、探検、遠征という名の大移動史が綴られている。

　世界各地でときおり発生する伝染病の大流行をつぶさに見ていくと、その地域の社会と経済に大きな影響を及ぼしていることがわかる。特に最貧困層は甚大な被害をこうむっている。

　伝染病がなぜ起こり広がるのかは人類にとって長年の謎だったが、19世紀半ば以降になると、感染地図と呼ばれるものがその解明に大きく寄与するようになる。専門家たちはこの地図を使って予防法を考え、感染の拡大を防ぐようになった。歴史上初めての感染地図は、1854年にロンドン・ソーホー地区でコレラが大流行した時にイギリスの医師

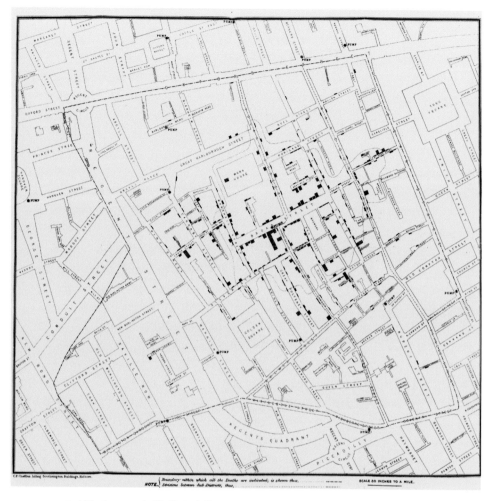

1854年にジョン・スノウが作成した、伝説のソーホー地区ブロードストリート周辺のコレラの感染地図

ジョン・スノウが作ったものだ。この流行ではおよそ600人が犠牲になったが、そのうち200人は一夜のうちに命を落とした。

　当時のコレラは感染経路がわかっておらず、医師たちは拡大を食い止められずにいた。コレラはいったんはやり始めると数日のうちに数百人の命を奪っていく。死亡者数は時に数千人にものぼった。それまでのどんな病気とも異なるこの伝染病に対して、医師たちはなす術なく時間だけが過ぎていった。コレラは伝染病の中でも特に感染速度が速く、1800年代には世界中に広がり数百万人がこの病で命を落とした。

　スノウは、ソーホー地区でのコレラの感染源は汚染された飲料水に違いないと考えていた。そうであればすべての状況を矛盾なく説明できるからだ。しかし、当時の医学界はスノウの考えを突拍子も

ないものととらえ、真剣に受け止めなかった。スノウは自説を証明するために、この地域の家を一軒ずつ訪ね歩き、それぞれの家ごとに何人の犠牲者が出たかを聞いて回った。そうして、集めた情報を市街地図に重ねていったのだ。これこそが世界初の感染地図となる。この地図は、死者の大多数がブロードストリートの井戸周辺に集中し、別の井戸に近い場所では少ないという疑いようのない事実を示して見せたのだ。

ソーホー地区の調査と、ロンドン南部で行われたさらに大規模な調査研究が評価され、ジョン・スノウは「疫学の父」として歴史上に名を残すことになった。疫学とは、伝染病の発生率や分布、決定因子などを研究する医学の一分野だ。疫学者は一人ひとりの患者を診るのではなく、もっと広い視野で公衆衛生を観る。疫学とは、誰が、どういう原因で発病したのかを調べ、伝染病が突如広がる原因を調査する学問だと言える。疫学者が「医学探偵」と呼ばれる所以だ。

本書は、歴史の中で何度も繰り返されてきた伝染病の大流行の中でも特に重要なものを取り上げる。世界的な流行(パンデミック)や広い範囲での流行(エピデミック)がなぜ起こり、どう広がっていったのかを統計情報を用いて表すものでもある。そのままでは無味乾燥に見えてしまうデータだが、読者が直感的に理解できるように、特別な地図を用意した。数字の羅列や表からだけでは掴めない実像が見えてくるはずだ。1918年のスペインインフルエンザ(スペインかぜ)の流行のような世界規模での大流行を示す地図もあれば(26〜27ページ)、1875年にダイドー号からフィジーに広まった麻疹のようにごく限られた地域での流行に着目したものもある(48ページ)。さらに、当時の地図やイラストなども併せて紹介した。時の流れの中で伝染病への見方がどう変わり、伝染病から身を守る知識を国や政府を始めとする公共機関がどのように広めようとしたのか

をうかがい知ることができるはずだ。

地図を挟んで置いた文章では、地図上の感染経路に影響を与えた出来事を解説する。戦争や遠征、侵略、パニック、罹患者への差別などによって拡散ルートは変化した。また、当時の医療や社会的な背景も明らかにした。そこからは、伝染病の原因を突き止めようとする医師たちの懸命の努力が読み取れる。さらに、突然襲いかかってくる恐ろしい伝染病の謎を解明しようとしてきた様々な社会的な取り組みについても触れる。事実、疫学という英語「epidemiology」は、ギリシャ語で「上」を意味する「epi」と「人々」という意味の「demos」が語源になっている。不特定多数の人々の上に降りかかってくるものが疫病(epidemic)だったのだ。

印象的な物語はいくつもある。15世紀の終わりに梅毒が初めてヨーロッパに上陸した時などは、この病気をどこの国が持ち込んだかという責任のなすり合いが起こった。17世紀には赤痢で死亡した人間が「積み荷」となった奴隷船がカリブ海に到着したという心痛む報告が残っている。18世紀にはニューゲート監獄の囚人たちが天然痘の接種を受けることに同意し、絞首刑を免れていた。20世紀の若い米国人医師はみずからが実験台となって黄熱病の克服を試みるという英雄的な行為に出たが、志半ばで命を落とした。

かつてペストが猛威を振るいおびただしい数の死者を出した「ロンドンのペスト大流行」は決して過去の話ではない。20世紀から21世紀にかけて微生物学や医学は驚くほど進歩したが、今なお人を死に至らしめる恐ろしい病原体と人類の激しいせめぎ合いは続いている。こちらがあらゆる武器を揃えたかに思えても、敵に出し抜かれることは少なくないのだ。

1970年代に感染症の研究を志したある若い学生は、指導教授からその道に進むことを止めるようにという忠告を受けた。すべての感染症は今や根

絶を待つばかりで、そうした研究にもはや未来はないというのがその理由だった。

残念ながら教授の忠告は大きな間違いだったが、当時としては常識的な見方だった。予防接種と抗生物質のおかげで、何世紀にもわたって人類を苦しめ、恐怖に陥れてきた死に至る病の数々はようやく姿を消したかに見えていた。1979年には天然痘の根絶が正式に宣言され、そう遠くない未来に、他の伝染病も根絶されるだろうという楽観的な見方が広まった。

それから40年が経過したが、天然痘以外に人類が根絶できたヒトの伝染病はまだない。根絶寸前までいったものはいくつかあるが、伝染病は実にしぶとく、ほぼ根絶されたと思われていた状態から再流行が始まったケースもある。さらに何の前触れもなく新たな伝染病が発生し、交通網の発達のおかげであっという間に世界中に広がることすら起こり得るようになった。加えて、感染症の治療法として最も効果がある抗生物質に耐性を持つ病原体の増加も懸念されている。

2002年、未知の新型肺炎が中国で広がった。重症急性呼吸器症候群（SARS）と名付けられたこの病気で命を落とした患者はアジア、南北アメリカ大陸、ヨーロッパで700人以上にのぼる。のちに、この新種の病原体は普通の風邪の症状を起こすウイルスの仲間だということがわかった。それまでの風邪のウイルスは、ちょっとしたのどの痛みを引き起こす程度のごく弱いものだった。

エボラ出血熱が最初に知られるようになったのは1976年のことだ。この時は中央アフリカのごく一部の地域での流行だったため、ほとんど注目されなかった。ところが2014年に、突如として、爆発的な流行が始まった。過去にエボラ患者が出ていなかった西アフリカで最初の患者が確認されると、ヨーロッパや米国など他の地域にも感染が広がっていった。

公衆衛生にとって幸運だったのは、指導教官から進路に関する助言を受けたピーター・ピオットがそのアドバイスを蹴って感染症研究の道を選び、世界最先端を行く臨床微生物学者となっていたことだった。ピオットはエボラウイルスの同定に初めて成功し、死に至る別の新たな感染症、ヒト免疫不全ウイルス（HIV）の謎の解明でも活躍している。人類にとって不幸だったのは、彼が感染症研究に携わるようになってからの40年以上の間に、感染症は研究の種に事欠かない分野であることが明らかになったことだ。

2016年までにHIV感染とエイズの世界的流行により少なくとも3500万人が死亡し、さらに数千万人がウイルスのキャリアであることがわかっている。しかも患者の大多数は命を救うために必要な薬を手に入れられずにいる。これに匹敵する規模の伝染病を探すなら、14世紀のペストにまでさかのぼらなければならない。当時800万人だったヨーロッパの全人口の60％が死亡し、全世界では7500万人から2億人の死者が出たと推定されている。

14世紀には微生物の存在はまったく知られておらず、人々の生活の中心にあったのは宗教だった。そのため、ハンセン病は神の罰とされ、ペストも同じようなとらえられ方をしていたようだ。現代に生きる私たちは古代や中世の先人よりも知識があり、きちんとした教育を受けてきたと思い込みがちだが、果たしてそうだろうか。HIV感染者やエイズ患者たちは今も社会から疎外され、中には、ふしだらな生活をしていたから神罰がくだったのだとそしる人たちがいる。ハンセン病患者に対する差別も一部の地域ではいまだに根強いものがある。

本書で示す地図それぞれの背後には、人類が味わってきた恐怖と苦しみがある。しかし同時に、人類がどこまでも手ごわい、恐るべき敵を撃退する力を手に入れるための知識を求めて、たゆまぬ努力を続けたことも見て取れるだろう。

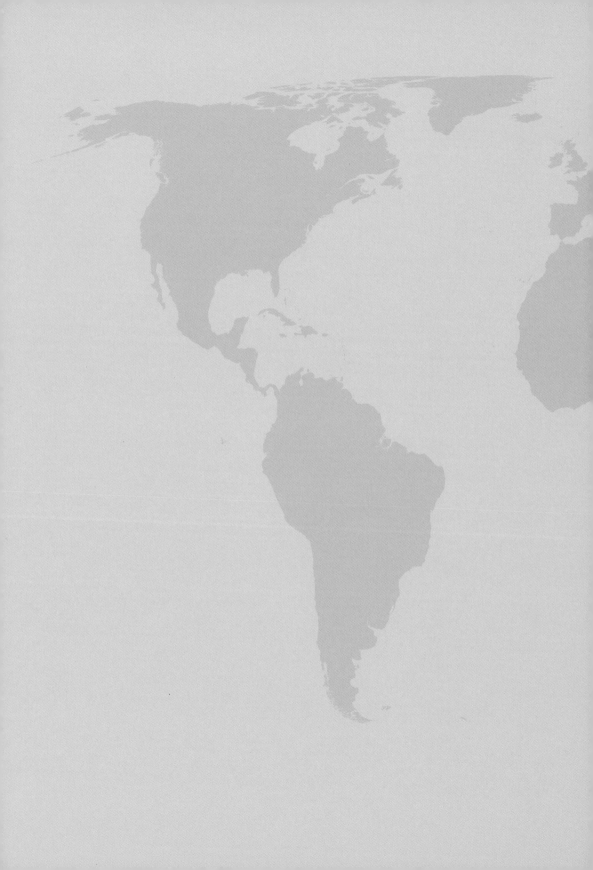

section

# I

# AIRBORNE

空気感染症

# ジフテリア

ıııııııııııııııı

# Diphtheria

| | |
|---|---|
| 病原体 | ジフテリア菌 (*Corynebacterium diphtheriae*) |
| 感染経路 | 空気感染および直接接触 |
| 症状 | 衰弱、のどの痛み、発熱、頸部リンパ腺の腫れ、のどまたは鼻に灰色の厚い偽膜形成 |
| 発生状況 | 世界で年間5000人前後の患者が発生。死亡率は5～10% |
| 流行状況 | アジア、南太平洋、中東、東欧の諸国、およびハイチ、ドミニカ共和国など多くの国が流行地域となっている。先進国ではまれ |
| 予防 | 予防接種 |
| 治療 | 抗毒素療法および抗生物質 |
| グローバル戦略 | 子供の予防接種プログラム。しかし、世界保健機関 (WHO) はジフテリアを「忘れられた病気」だと注意を促している |

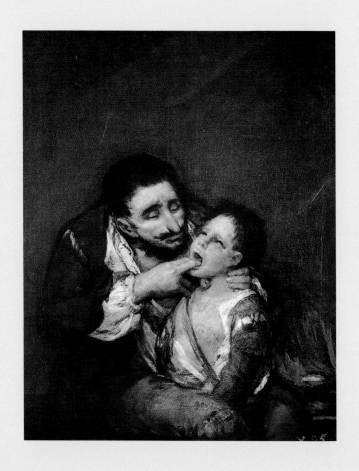

フランシスコ・デ・ゴヤによる1808〜10年の作品
『ラサリーリョ・デ・トルメス』。
『絞殺魔（ジフテリア）』とも呼ばれることがある

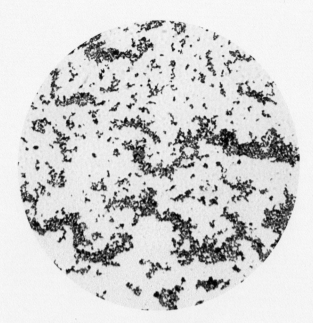

ジフテリア菌の顕微鏡画像

1859年、医学雑誌『ランセット』に「奇妙な伝染病」が突如として現れたという報告が掲載された。論文の著者アーネスト・ハートはウエストロンドン病院に勤務する外科医で、この未知の病気について「症状はひどく、進行は速く、難治性で人から人へと伝染する」と紹介した。また、「狭い空間に大勢が集まった時に重大な結果をもたらし、発生した場所に悲惨な痕跡を残す」とも書かれている。

ハートは、この病気がこれまで世界のどこにもなかったまったく新しい病気なのか、異国の地や遠い過去に流行した病気が再び出現したのかを調べることが重要だと述べた。ただし、一つはっきり

していることがあった。「経験豊かな外科医でさえ（中略）彼らが今までに経験したことのないやり方で攻撃してくる未知の敵と戦うことになる」ということだ。

## 過去の伝染病の再来

ジフテリアの起源やヨーロッパに伝わった経路は不明だが、1850年代のイギリスが初めての発生ではない。過去にも、それらしき症状について何人かの医師が報告している。1821年にはフランスの医師ピエール・ブルトノーが、ジフテリアが他の小児疾患とは別の病気であることを確認した。

ドイツの科学者フリードリヒ・レフラーは1884年にジフテリアを引き起こす病原体がジフテリア菌であることを突き止め、古代ギリシャの有名な医師たちの著作にはジフテリアに関する記述が一切ないと主張した。しかし、「西洋医学の父」と称されるヒポクラテスが紀元前5世紀にジフテリアに言及していたという説もある。少なくとも、古代のエジプト、シリア、パレスチナでジフテリアが有名な伝染病だったことは、レフラーを含む多数の専門家が認めている。

もっと最近の研究によれば、ジフテリアと思われる病気は6世紀のフランス、856年と1004年のローマ、1039年の東ローマ帝国の一部地域で流行していたようだ。レフラーは、1389年にイングランドでジフテリアの流行があり、そのせいで多くの子供たちが死亡したと考えていた。ジフテリアは猩紅熱と同じく若年層に多く、この2つは混同されることが多かった。

## "絞殺魔"

記録に残るジフテリアの最初の大流行は、1562〜98年に、キリスト教のカトリックとカルバン派が繰り広げていた宗教戦争の渦中にあったフランスで起こったようだ。1576年には流行の波がパリまで届き、さらに拡大を続けて1583〜1618年の悪名高いスペインでの流行につながった。当時のスペインではこの病気を「絞殺魔」と呼び、1613年は「絞殺魔の年」と呼ばれた。

ジフテリアが「絞殺魔」と呼ばれたのは、この病気にかかった患者があたかも首を絞められたような息苦しさを訴えることが多かったからだ。ジフテリアの病原菌はのどの粘膜を破壊し、死んだ細胞や膿が一体化して患部を覆い、厚ぼったい膜のようなものを作る。これは偽膜と呼ばれる。偽膜をはがそうとすると、下にある健康な細胞まで傷つき、

大量の出血を引き起こす。だからといって、偽膜をそのまま放置すれば、気道がふさがれて呼吸困難に陥ってしまう。偽膜ができずにすんでも、ジフテリア菌が排出する毒素が体内に広がり、内臓や神経に損傷を与える。

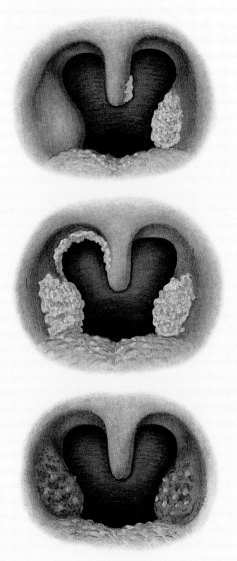

ジフテリアの症状。
口の中で広がることがわかる

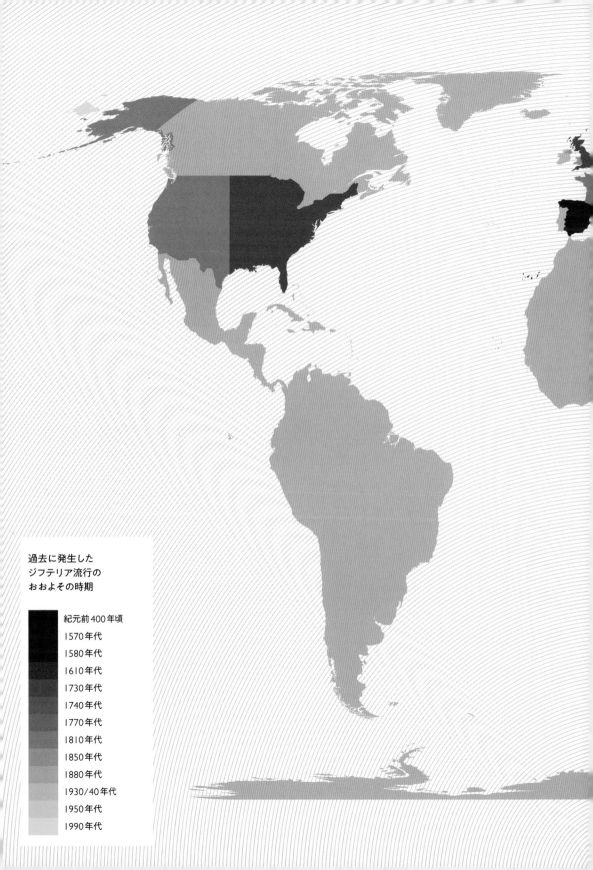

過去に発生した
ジフテリア流行の
おおよその時期

紀元前400年頃
1570年代
1580年代
1610年代
1730年代
1740年代
1770年代
1810年代
1850年代
1880年代
1930/40年代
1950年代
1990年代

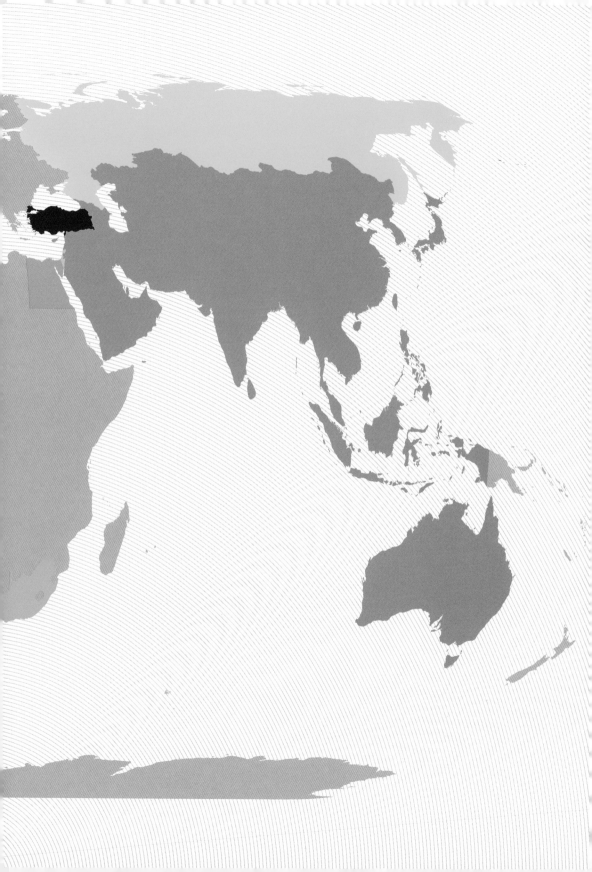

## 空中に何かがいる？

19世紀後半になると、医学の世界で大きなブレークスルーが起こる。伝染病の流行における病原菌の役割が解明され始めたのだ。1800年代の終わりから1900年代の初めにかけて、レフラーをはじめとする細菌学者たちは様々な病気を引き起こす病原体を次々と発見し、その感染経路を明らかにしていった。ジフテリアは感染力が強く、主に感染者の咳や鼻水の飛沫を吸い込むことで感染する。また、患者が分泌する粘液に含まれる、あるいは表面の病原菌に直接触れてうつる。

1850年代にイギリスを襲った謎の病気に話を戻そう。この時代は、何百年も前から唱えられていたミアズマ説(瘴気説)がまだ信じられていた。ミアズマ、つまり瘴気とは、傷んだ食べ物、日にちの経った動物の死骸、排泄物のような腐った有機物や、沼地などのよどんだ水源から発せられる不快な匂いを指し、そこに含まれる「毒素」が病気を引き起こすと考えられていたのだ。また、気候などのその他の要素も、特定の病気の流行と関係があることがわかっていた。

このような時代背景を考えれば、1859年にアーネスト・ハートが天候と周辺の環境に手がかりを求めた理由にも納得がいく。しかし手がかりは見つからず、ハートは言葉を尽くして困惑を表現した。この伝染病は「沼沢地が多いエセックスの低地と、どんよりとしたヨークシャーの湿原全体に広がった」と彼は記している。イギリスの他の地域について、彼は次のように書いている。

この病気は花が咲き乱れるデボンの小道にも、海風が吹き抜けるコーンウォールの自然豊かな平原にも広がった。テムズ川のほとりに座り、北ウェールズの情緒あふれる高みに登り、コ

ーンウォールの鉱山を駆け下りた。春の間に流行が始まり、夏になっても収まることがなく、あるいは極端な温度がこれに新たな活力を与え、厳しい夏の暑さと凍えるような冬の寒さがその力を高めているのかもしれないが、穏やかな季節にもその影響力が大きく減じられることはなく、季節を問わずあちらこちらで猛威を振るっている。

1908年にロンドン南部に位置するクロイドン地区の医務官は、担当地区でジフテリア患者が出た310世帯をすべて調査すれば、ジフテリアと下水設備の不備との間に何か関係性を見い出せるかもしれないと淡い期待を抱いていた。しかし、その関連性は見つからなかった。

## 死者の増加

19世紀までは、ジフテリアの流行は狭い範囲に限られていて、せいぜい小さな集落や学校、家族の間で感染するくらいだった。ごく限られた場所でひどい被害が出ることはあったが、それ以上に拡大することはほとんどなかった。

そうした状況が一変したのは、19世紀にイギリスで産業革命が起こり、仕事を求めて都会に来る人が増え、スラム街で大勢の人々が暮らすようになってからだ。それ以前の病気は狭い地域内においてごく小さな規模で起こった。ところが人口の急増によって流行の範囲が大きく広がり、複数の地域で同時多発的に流行するようになったのだ。19世紀の終わりから20世紀の初めにかけて、ジフテリアは散発的な悲劇をもたらす病気の一つから、いったん流行すると大量の死者を出す死の病へと変貌した。爆発的に流行するようになったジフテリアは、外国からイギリスへ持ち込まれたという噂も立ったことで「ブーローニュのいかせ」(ブーローニュは

ドーバー海峡に面するフランスの港湾都市）と呼ばれるようになった。

　生活環境の変化と、この病原体の持つ強い毒性が事態をより深刻なものにした。19世紀にジフテリアにかかった子供たちの30〜50％は命を落とした。1885年、ロンドン中心部のハノーバー・スクエアを管轄していた医務官はこう報告する。「ジフテリアにより死亡した患者数は少なくとも35人に達し、1884年から10人増えて過去10年間の平均を2.5倍近く上回ります。この地区では最悪の記録となりました」。1883年以降、ジフテリアはロンドン全体で大流行していた。

　ケンジントンのセント・メアリー・アボット教会の教区を管轄していた医務官の報告によれば、その翌年のジフテリアによる死者数は30人で、過去10年間で最多となった。医務官は、死者が増えた理由はわからないが、実際の死者数が増えたのではなく、診断がつきやすくなったということではないかと述べている。どちらも影響している可能性がある。

## 新たな突破口

　19世紀末から20世紀にかけて、ジフテリアの治療と予防に大きな進展があった。まず、病原菌が出す毒素を体内で中和する抗毒素が開発された。この開発によってジフテリアによる死亡率は大きく下がり、ほとんどの患者が治癒するようになった。抗毒素療法にはもう一つ重要なメリットがあった。抗毒素の大量生産は、医薬品製造と医療研究を統合させる上で大きな役割を果たしたのだ。

　その後、1923年にはフランスでジフテリアワクチンが開発された。1921〜25年に米国で発生したジフテリアの流行で約1万5500人が死亡し、ピークの1921年には20万6000人が罹患したが、1920年代半ばに米国政府がワクチンを認可したことで、患者数は激減した。

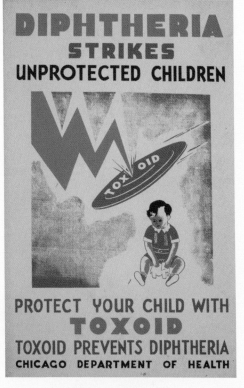

1930年代のシカゴ保健省のポスター。
子供にジフテリアの予防接種を受けさせるよう
呼びかけている

　現在、先進国ではジフテリア、破傷風、百日咳の三種混合ワクチンの定期接種が乳幼児に行われている。かつて絞殺魔と恐れられたジフテリアは、かかること自体まれな病気となった。しかし、1990年代には旧ソ連諸国でジフテリアが流行し、現在でも世界各地で感染が報告されている。2017年にWHOの専門家小委員会は、ジフテリアが世界の大部分で「忘れられた病気」になっており、世界的に注視していく必要があると述べている。WHOの調査によれば、過去5年間でジフテリア患者数は減少傾向が続いており、世界の年間症例数は5000人前後にとどまっている。

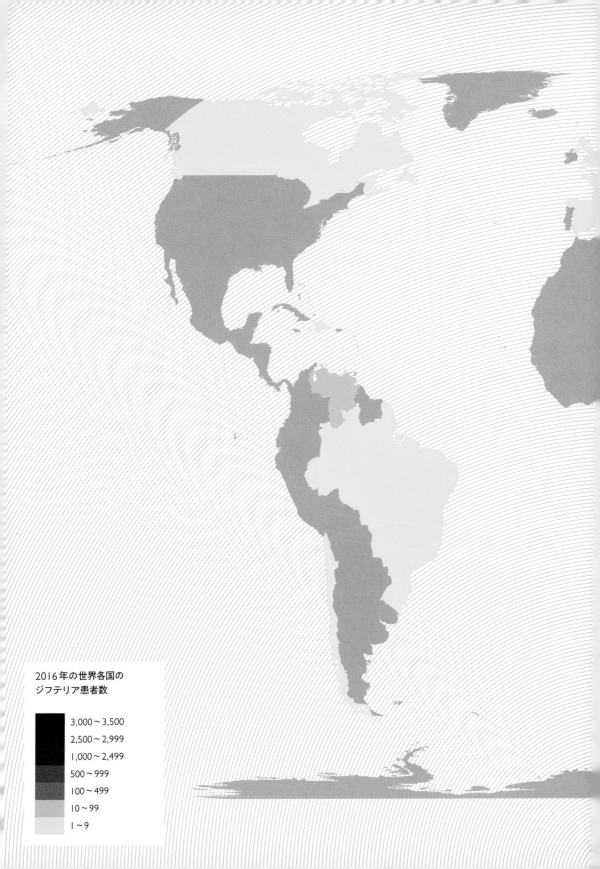

2016年の世界各国の
ジフテリア患者数

3,000～3,500
2,500～2,999
1,000～2,499
500～999
100～499
10～99
1～9

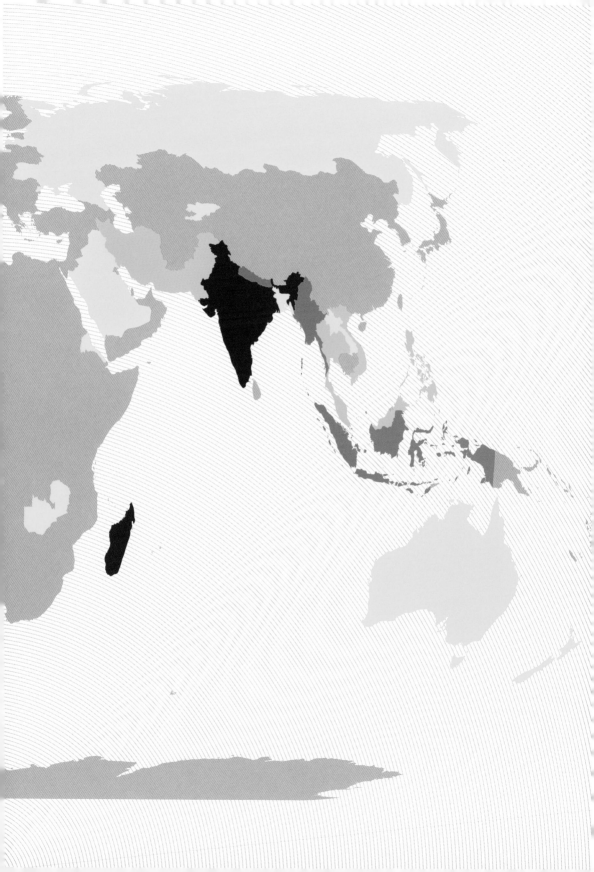

# インフルエンザ

""""""""""""""

# Influenza

病原体 数種類のウイルス株、新しいウイルス株が次々と出現している

感染経路 主に呼吸器から感染するが、物体や表面に付着したウイルスに触れることを介して感染する場合もある

症状 発熱、咳、のどの痛み、鼻水、筋肉痛、頭痛、倦怠感

発生状況 季節性インフルエンザに関連した呼吸器疾患で毎年世界で最大65万人の死者が出ている

流行状況 世界中で流行、いつでも新たな世界的流行が発生する可能性がある

予防 予防接種。しかし、必ずしも有効でない場合もあり、効果は数カ月しか持続しない。インフルエンザと診断されたら、速やかに患者を隔離する。流行中は人込みを避けた方がよい

治療 抗ウイルス薬

グローバル戦略 様々な要因がからむが、流行の予兆を察知できるように状況を監視し、流行を阻止するための迅速な対応を行う

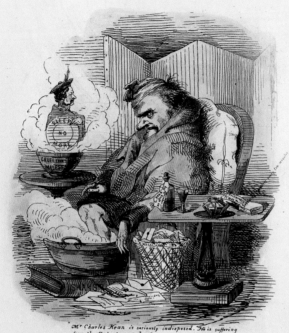

"Mr Charles Kean is seriously indisposed. He is suffering from the effects of overwork and consequent nervous exhaustion complicated by an attack of influenza"
Vide public Press.

イギリスの俳優チャールズ・キーンが
インフルエンザにかかった様子を描いた
19世紀の戯画

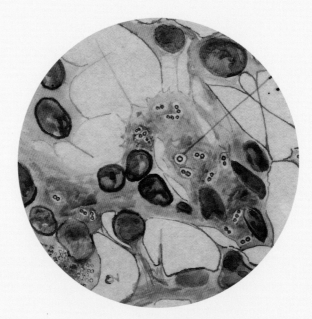

1918年のインフルエンザ大流行の間に描かれた
リンパ腺の図

1918年の秋に世界で猛威を振るったインフルエンザは、5000万人もの命を奪ったと言われている。これは、第一次世界大戦の死者数を上回る途方もない数字だ。

この流行は人々にとって思いもよらない出来事だった。それまでのインフルエンザは恐れるほどの病気ではなかったからだ。幼い子供や高齢者、何らかの免疫疾患を持つ人たちを除けば、インフルエンザで人が死ぬことはほとんどなかった。しかし、1918年に状況は一変した。健康な若者もインフルエンザでどんどん亡くなっていった。こんなことは初めてだった。

## 「第一号患者」は誰だったのか？

歴史学者の間では、不幸にもこの病気にかかった最初の一人のせいで、その後の世界的な惨禍がもたらされたとする意見がある。その"犯人"、つまりこのインフルエンザにかかった患者第一号と目されているのが、カンザス州の米軍基地で料理番をしていた兵士、アルバート・ギッチェルだ。ギッチェル本人がどこから病気をもらってきたかについては、これといった定説はない。

1918年3月11日、ギッチェルはのどの痛みと頭痛、発熱などの症状を訴えた。数時間のうちに軍の診療室は似た症状を訴える兵士たちであふれかえり、1カ月後には患者全員を寝かせる場所を確保するために、飛行機の格納庫を開放する事態になった。その間も、健康状態に問題がないとされた兵士たちはヨーロッパ戦線へと送られていく。彼らの一部がウイルスを運んだ可能性は否定できない。

「ギッチェル患者第一号説」は状況をうまく説明できそうだが、もちろん異論もある。1917年にフランス北部のエタプルに駐留していたイギリス海外派

遣軍の一時滞在キャンプから流行が始まったとする説もある。大勢の人間が滞在するキャンプのすぐそばでは豚やニワトリが飼われていたため、新型インフルエンザウイルスが誕生するには絶好の環境だったようだ。

ヒトのインフルエンザウイルスの主な保有宿主は人間だが、豚などの人間以外の哺乳類や、ニワトリをはじめとする鳥類もまた、ある種のヒト型インフルエンザウイルスの発生源となっている。閉め切った空間に大勢の人間が集まると主に空気感染により広がる。さらに、ウイルスは宿主の体外に出ても数日間は生き延びることがあるため、ドアノブの表面などウイルスが付着したところに触れた手を介して感染する。だから、現代社会では会社勤めをしていたり、公共交通機関を頻繁に利用する人がインフルエンザにかかりやすいわけだ。

1918年のインフルエンザの世界的流行がここから始まったにせよ、流行はすべての大陸に拡大し数千万人の命を奪い、ウイルスはその強毒性と伝染速度によって世界中を恐怖に陥れた。ロンドンの国立歌劇場で舞台公演を行ったロシアのバレエダンサー、レオニード・マシーンは、インフルエンザの恐怖に怯えた経験を記している。公演では腰布だけをまとった姿で舞台に横たわる場面があり、「寒さが骨までしみてきた」という。マシーンは舞台を無事にこなし、特に不調を感じることもなく翌朝を迎えたが、劇場に到着したところでいつも入口を警備していた「図体のでかい」警察官が昨晩死んだことを知った。

インフルエンザは、「ずるく、すばしこく、人をあざむく病気」だとされる。「ずるい」と言われる理由は、インフルエンザによる死亡率はかなり低いものの、感染者の絶対数が多いために合計すれば膨大な数の死者が出ていること、さらに他の多くの感染症と違って獲得した免疫が有効である期間が短いことが挙げられる。流行のピークには大勢の人々が

感染するが、中には感染しても症状が出ない人もいる。

## 過去の大流行

インフルエンザが定着したのは、世界各地で人々が家畜を飼いながら集団で生活するようになった紀元前5000年頃だと考えられている。

ギリシャの医師ヒポクラテスは紀元前5世紀にインフルエンザらしき病気に関する記述を残している。それ以後は15～16世紀にヨーロッパで報告されるようになるまではっきりした記録はない。1510年の夏に、イタリアのモデナで流行が起こった。ある年代記に以下のような記述がある。

> 高熱と頭痛が3日間続いた後で患者は起きられるようになるが(中略)ひどい咳が8日ほど続き、以後は少しずつ回復し、死ぬことはないという病気が現れた。

それからほどなくして、ヨーロッパ大陸は大規模なインフルエンザの流行に襲われたようだ。最初に流行がはっきり確認されたのは1580年で、この時はアフリカ、アジア、ヨーロッパ、北米にまで広がった。18世紀のヨーロッパでは少なくとも3回の大流行があり、そのうちの2回では広範囲に影響が及んだ。1781～82年の流行では、中央イタリアの人口の3分の2、イギリスでは4分の3がインフルエンザに感染した。また、北米や南米、カリブ海地域でも広く流行した。

同じような流行パターンは19世紀に入っても続いた。1889年にはインフルエンザが東からヨーロッパに襲来し、「ロシアかぜ」と呼ばれた。海路によってウイルスは大西洋を横断し、米国にたどり着く。2カ月後には、カナダ、ブラジル、アルゼンチン、ウルグアイと南北アメリカ大陸に広がり、さらにシン

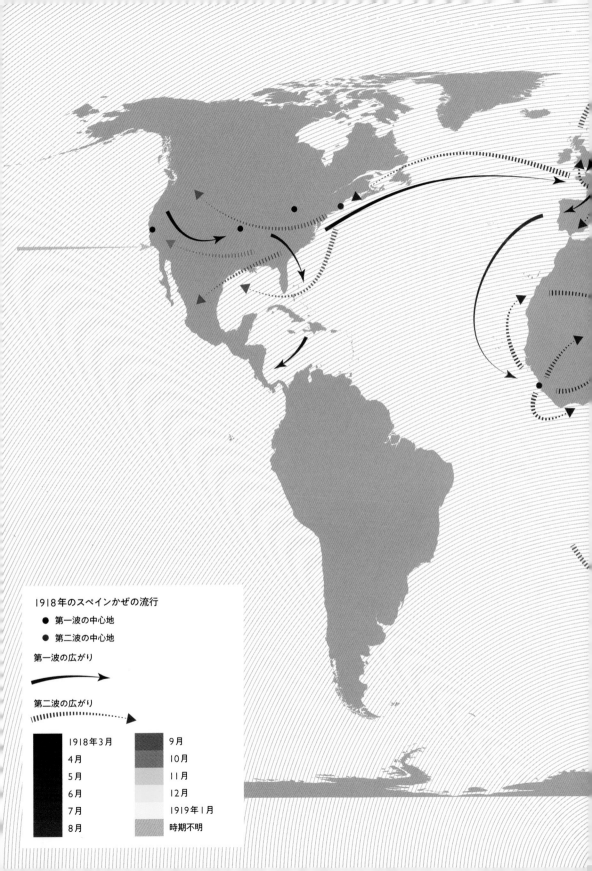

1918年のスペインかぜの流行

● 第一波の中心地

● 第二波の中心地

第一波の広がり

第二波の広がり

| 1918年3月 | 9月 |
| 4月 | 10月 |
| 5月 | 11月 |
| 6月 | 12月 |
| 7月 | 1919年1月 |
| 8月 | 時期不明 |

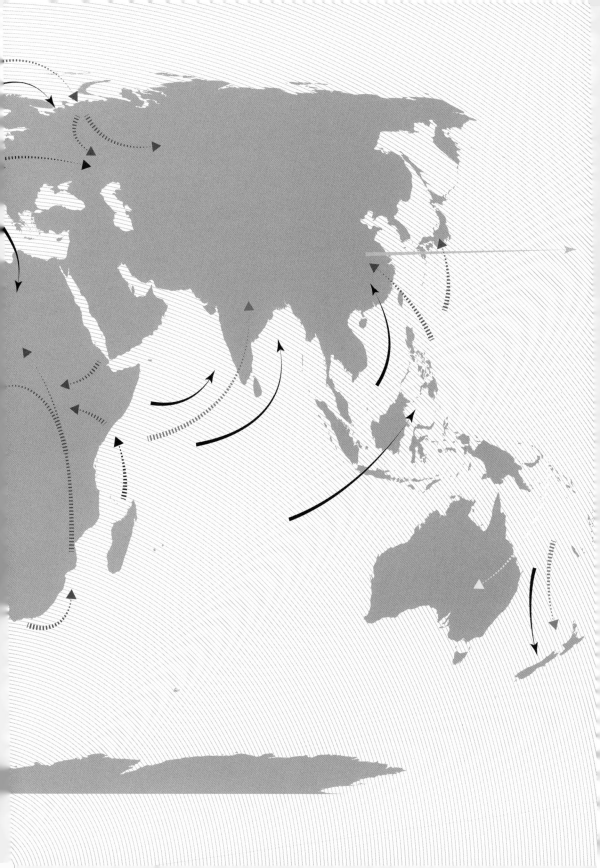

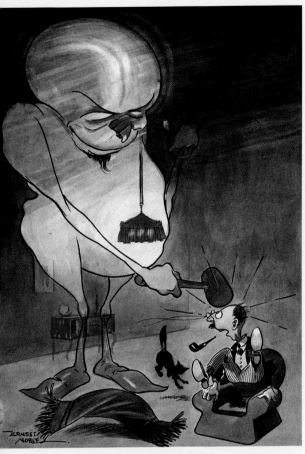

1918年頃に描かれた、
インフルエンザウイルスを擬人化した怪物のイラスト。
男がソファに座ったところで上から頭を叩かれている

## 「スペインかぜ」

1918年のインフルエンザ流行は「スペインかぜ」と呼ばれているが、最初の感染がスペインで起こったわけでも、特にスペインで猛威を振るったということでもない。こう呼ばれた背景には第一次世界大戦がある。参戦国それぞれで厳しい情報統制が敷かれ、士気の低下につながるような情報や、国としての弱みをさらす報道は封じられた。中立の立場を保っていたスペインでは、こうした情報統制はなかったのだ。

スペインかぜの流行が始まった当初は、罹患率は高かったものの死亡率は低く、過去の流行とあまり変わらないように思われた。しかし、秋になると様相が変わる。流行の第二波が押し寄せた時には罹患者は数億人にもなり、数百万人が命を落としたのだ。年末にかけていったん下火になったが、年が明けると再燃し、春になっても収束のめどは立たなかった。この頃になると、死者の約半数を二十代から四十代の患者が占めるようになっていた。

南半球でもほぼ時を同じくして流行が始まり、その死亡率は北と比べても大差なかった。オーストラリアについては、周りを海で隔てられていることに加え、政府が入国時の検疫強化に乗り出したことで事情は異なる。これらの要因がどの程度影響したかを評価することは難しいが、2002年の試算によれば、南アフリカの死亡率はオーストラリアの15倍、米国でも2.5倍高かった。

インフルエンザは1920年にも再び世界中で猛威を振るった。依然として死亡率は高かったが、先の流行ほどではなかった。

## 顕微鏡の活躍

1920年代はインフルエンザ研究にほとんど進展

ガポール、オーストラリア、ニュージーランドにも飛び火する。やがてアジアとアフリカでも流行が始まった。アフリカの一部では、インフルエンザが「白人の病気」と言われるようになった。過去の流行と同じく、死亡率（特定の流行や期間における死者数）は低かったが、なにぶん感染者の絶対数が多いため、死者数は膨大なものになった。ヨーロッパでは少なくとも25万人、世界中でその2倍の人々が亡くなったという。

が見られなかった。当時はまだ顕微鏡の性能が低かったうえに、インフルエンザは人間だけの病気と考えられていたせいで動物実験も行われていなかったからだ。しかし、1930年代になると豚やフェレットなどインフルエンザに感染する動物がいることがわかり、研究に新たな道が開けた。さらに電子顕微鏡が登場し、それまで見えなかったウイルスを観察できるようになった。研究の結果、ウイルスは100年間のうちに何度も表面構造をがらりと変えていることが明らかになった。いわゆる亜型の変化だ。新しい亜型ウイルスが出現するとそれに対して抗体を持つ人はほとんどいない。このために、インフルエンザは爆発的な流行を繰り返してきた。

　1930年代になると、インフルエンザを引き起こすウイルスが特定された。大流行を引き起こしていたのは「A型」インフルエンザウイルスであることもわかった。ただ、ウイルスが変異するせいで流行するが、何がきっかけでそうした変異が起こるのかは謎のままだった。ウイルス性の呼吸器感染症は冬に流行することが多く、インフルエンザも例外ではない。さらに、インフルエンザは毎年流行し、10年から40年に一度は世界的な大流行が起こる。

　21世紀に入っても、1918〜19年の大流行でなぜこれほどまでの被害が出たのかについての議論は続いている。一説には、この時のインフルエンザウイルスは細菌感染を併発しやすく、命にかかわる重篤な肺炎を引き起こしていたのではないかとも言われている。スペインかぜのウイルスは体の反応を過剰に引き起こすタイプで、炎症と組織の浮腫により、窒息死する患者が出たのではないかという説もある。

## 最近の流行

　1957年に中国で新しいウイルス株が出現し、「アジアかぜ」と呼ばれる世界的大流行を引き起こした。ウイルスはあっという間に世界中に広がった。シベリア鉄道に乗ってロシア西部に運ばれ、香港から海を渡ってシンガポールや日本にも上陸した。まず5月にインド、6月に西ヨーロッパと米国沿岸部、7月にオーストラリアとアフリカ、9月になるとイギリスに到達した。イングランドとウェールズでは最初の12週間で約600万人がインフルエンザを発症した。最初はイングランド北部に流行が集中したが、やがて南下して2週間後にはイングランド南部とウェールズにも広がった。

　イギリス中部の都市、ブラッドフォードでは、本格的な流行が始まる前にパキスタン人のコミュニティ内で小規模な流行があったという報告が残っている。おそらく、パキスタンからイギリスへの渡航者の中に感染者がいたのだろう。現地の開業医らは、短期間のうちに流行が広がった原因は、病人を大勢で見舞うというパキスタンの習慣にあったのではないかと考えた。限られたコミュニティの中で小規模な流行が起こった後に、続いて本格的な流行が発生するという「ダブルピーク」は、イギリスのシェフィールドの製鋼所やバーンズリーの炭鉱でも報告されている。

　現在は、インフルエンザの罹患率も死亡率も1918年以前の水準に戻り、若くて健康な成人のリスクも当時に比べればかなり低下した。それでも、インフルエンザが世界的に流行する感染症であることに変わりはない。A型ウイルスが1918〜19年のような流行を引き起こす可能性は残っている。危険なインフルエンザウイルスが次にいつ、どこから現れるかは誰にもわからない。インフルエンザウイルスは人間だけでなく野生の動物や鳥、家畜も感染し、ウイルスのやり取りが繰り返されていくため、どんなウイルス株が出現するか予測することはきわめて困難だ。人間と豚が近い距離で生活している地域が多い中国では、いつ新型インフルエンザが現れてもおかしくないと言われている。

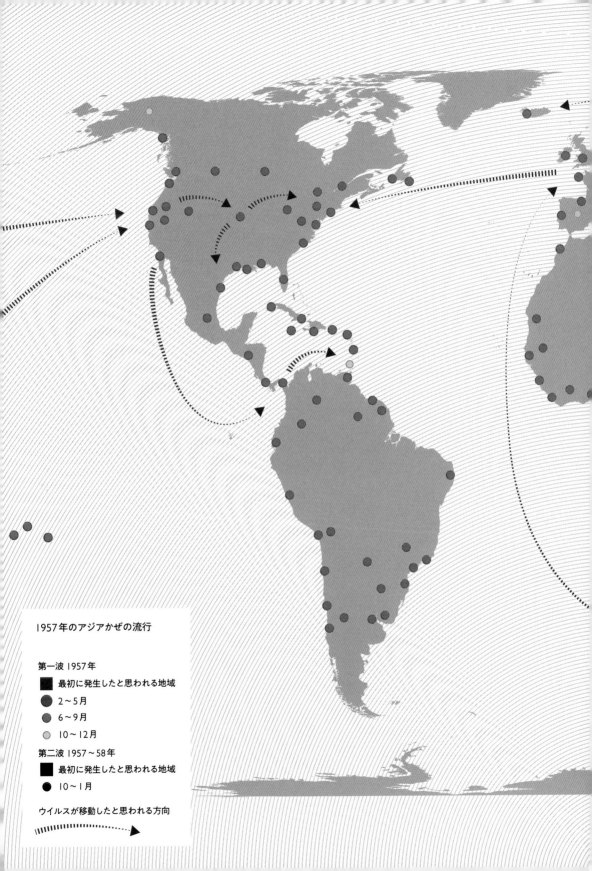

1957年のアジアかぜの流行

第一波 1957年
■ 最初に発生したと思われる地域
● 2〜5月
● 6〜9月
● 10〜12月
第二波 1957〜58年
■ 最初に発生したと思われる地域
● 10〜1月

ウイルスが移動したと思われる方向

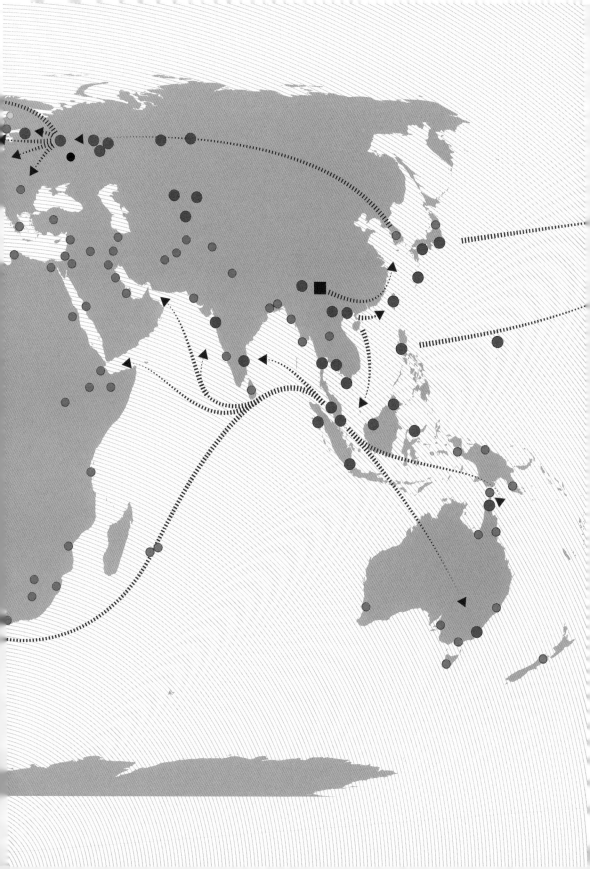

# ハンセン病

じょう

||||||||||||||||

# Leprosy

| | |
|---|---|
| 病原体 | らい菌 (*Mycobacterium leprae*) |
| 感染経路 | 従来は患者との直接接触により感染すると思われてきたが、現在は空気感染の可能性が高いと考えられている |
| 症状 | 皮膚の結節、潰瘍、皮膚の肥厚、乾燥、硬化、眉毛とまつ毛の抜け毛、しびれ、筋肉の衰弱および目の異常 |
| 発生状況 | 2017年には世界で約25万人がハンセン病と診断された |
| 流行状況 | 主にアフリカやアジアを中心とする世界の一部地域で風土病となっている |
| 予防 | ワクチンはないが、感染力は弱い |
| 治療 | 数種類の抗生物質の併用 |
| グローバル戦略 | 世界保健機関 (WHO) は2020年までに子供の新規感染をゼロにし、ハンセン病の根絶を目指している。主な対策としては、病気の早期診断と遠隔地や社会的弱者のための医療の質と利便性の向上などがある |

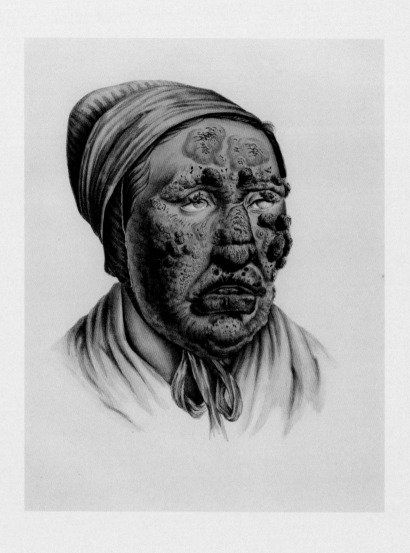

19世紀にノルウェーで出版された
ハンセン病の本に掲載されている
ハンセン病にかかった女性の図

ハンセン病はいわれなき差別を受けてきた病気だ。残念ながら、英語でハンセン病患者を意味する「leper」は、世間からのけ者にされる人間を表す言葉として広く使われてきた。日本でも「らい」という言葉が偏見や差別を助長するとして「ハンセン病」という名称が使われるようになった。この名称はらい菌を発見したノルウェーの医師、アルマウェル・ハンセンに由来する。

## いわれなき悪評

伝染病に対する考え方は、医学が発達し、病原菌やウイルスに対する理解が高まった現代と、そ

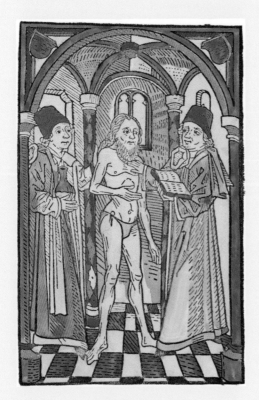

『自然の書』（1482年）の木版画
「重い皮膚病を患う男」

れ以前の時代とではまったく異なる。今の時代では考えられないが、中世や古代には伝染病のことを神が与えた罰だとする考えさえあったのだ。（現在でもHIV感染やそれによって起こるエイズの患者は一部の人たちから、そのような扱いを受けることがあるとされる）。

ハンセン病はそうした不当な扱いを受けてきた病気の最たるものだと言える。旧約聖書には、そうした場面が何度も登場するし、遺伝性の病気だと考えられてきた時代もある。

しかし、ハンセン病は遺伝性の病気ではなく、ましてや神の与えた罰でもなく、らい菌の感染により引き起こされる伝染病の一つだ。この病気は症状がゆっくりと進行し、熱帯地方で多発する。病原体は体内で無症状のまま最長20年程度も潜伏することがあるため、患者がどのようにして感染したかを突き止めることは難しい。

医学が真相を解明するまでの何百年もの間、この病は医学的な病気ではないと考えられてきたため、患者は医師ではなく宗教家の手にゆだねられた。旧約聖書のレビ記では、重い皮膚病を患った人たちをどのように扱うべきかを詳しく述べており、長年このようなやり方が継承されてきた。レビ記には、今では考えられない、あからさまな表現がなされている。

実際に、ハンセン病が伝染病とわかっていなかった時代には様々な愚行があった。代表例を挙げると、中世のヨーロッパでは多くの国でハンセン病患者の結婚や相続を禁止する法律が設けられていた。そのような法律がほとんどなかったイングランドでも、1346年にはロンドンから患者を追放するという法令が出された。この時だけそのようなルールがつくられた理由ははっきりしないが、特定の事件か困った状況が発生し、それに対応したのかもしれない。この法令を見ると、患者のことを指して他の市民に対するリスクに無関心であり、意図的に病気を流行させる人だとする、まったくいわれなき

偏見に満ちている。

　しかし、ハンセン病患者が常に不当かつ残酷な扱いを受けていたわけではない。一時期には重い皮膚病を患う人々を、苦しみを負うキリストになぞらえて、神に近い人々だと考える風潮があった。例えば、12世紀のイングランドでは、ほとんどのハンセン病患者が修道会や療養所で手厚い看護を受けることができた。そのような風潮が変わって14世紀のロンドンでハンセン病患者に差別的な法令が出たのは、黒死病（ペスト）が恐れられていたことも理由の一つに挙げられるが、人々がある程度の免疫を獲得したことでヨーロッパでのハンセン病が下火になっていたせいもある。

## 時をさかのぼって

　歴史をさかのぼって病気について探る作業は、たいてい一筋縄ではいかない。とぎれとぎれの記録とあやふやな症状の説明ばかりでは、どのような病気が説明されているのかを理解するのは難しい。特にハンセン病には、黄癬などの真菌感染症をはじめとする他の皮膚病と見分けがつきにくい症状が多く、別の病気と間違えられやすい。

　19世紀の皮膚科医ジョージ・ティンはハンセン病について次のように書いている。

　　独特な病気（中略）がユダヤの著述家やエジプト人によって認識されていたことは、現在と同様に、他のあらゆる病気の中でも（中略）症状の重さ、治りにくさ、および外見の大きな変化が際立った特別な一つの病気が存在していたことを示している。

　だが、ユダヤやエジプトに「独特の病気」の記録が残っているというティンの発言は疑わしい。昔の記録の中にハンセン病に特徴的といえるような記

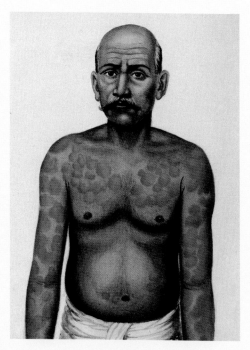

ハンセン病の初期の
反応性皮膚症状が現れた男性の絵

述は見当たらないからだ。

　ギリシャの医師ヒポクラテスが紀元前5世紀にハンセン病について書き残している。中東、インド、中国、ローマの古代の記録にもこの病気に関する言及らしきものがあると主張する歴史学者もいる。紀元前3世紀の中国で竹簡に書かれた捜査文書『封診式』もその一つだ。『封診式』では皮膚病のリストの中にハンセン病が入っており、症状の一つとして鼻中隔（鼻孔を隔てる壁）の病変が挙げられている。これはハンセン病の大きな特徴だ。

　10世紀のペルシャの医師イブンシーナー（アヴィケンナ）もハンセン病について言及していたのではないかと考えられている。聖書に登場する「重い皮膚病」の多くは、レビ記に出てくる患者の扱いも含めて、他の皮膚病を指していると思われる。

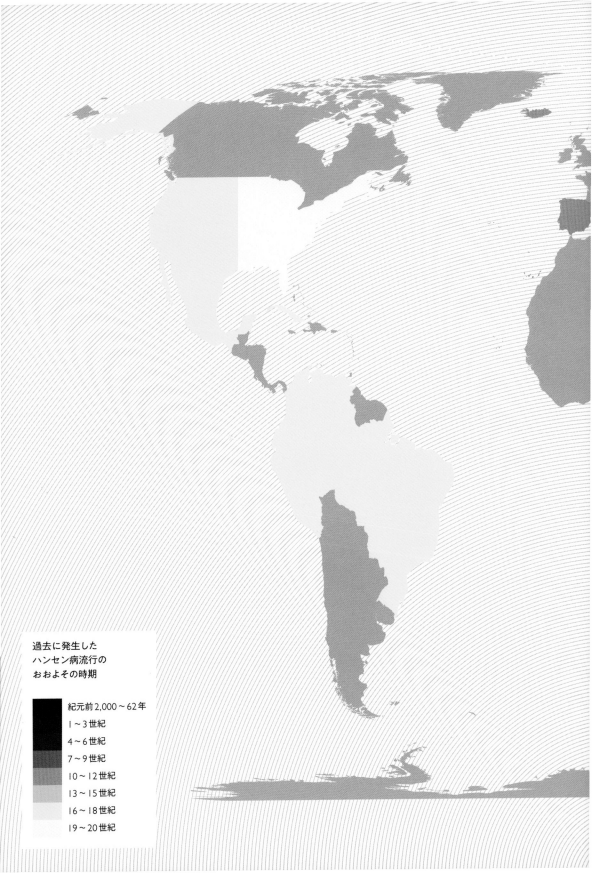

過去に発生した
ハンセン病流行の
おおよその時期

紀元前 2,000 〜 62 年
1 〜 3 世紀
4 〜 6 世紀
7 〜 9 世紀
10 〜 12 世紀
13 〜 15 世紀
16 〜 18 世紀
19 〜 20 世紀

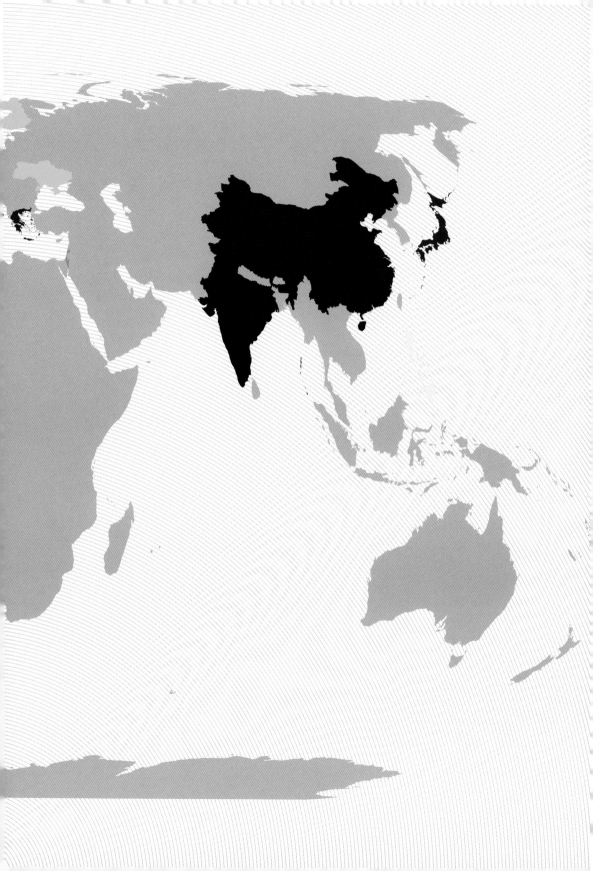

## 見えてきた実像

2005年にハンセン病の病原体であるらい菌の起源をたどる調査が行われた。その結果、ハンセン病は東アフリカか中近東で最初に発生し、入植者や探検家、交易商人などによって西アフリカや南北アメリカ大陸に持ち込まれたと結論付けられた。18世紀にはびこっていた奴隷貿易によって西アフリカからカリブ海地域やブラジルに病気が持ち込まれ、おそらくはそこから南米の他の地域に広がったのだろうと報告書では述べられている。

18世紀から19世紀にかけては米国中西部でハンセン病が多発しており、スカンジナビア半島からの入植者たちがやってきた時期と一致する。当時はノルウェーでハンセン病が大流行していた。

米国ルイジアナ州の野生アルマジロは生まれながらにしてらい菌を保菌している。調査の結果、アルマジロが持っている菌はヨーロッパ／北アフリカ株であることがわかった。つまり、ここのアルマジロたちは人間が大陸の外から持ち込んだらい菌に感染していたと考えられる。逆にアルマジロが人間にハンセン病を感染させた可能性もあるが、その可能性はきわめて低いようだ。

同じ2005年の調査で、研究者たちは人間の体から見つかったらい菌が古生物に起源を持つ可能性を否定できないとしたが、虫に刺されることによって感染した可能性もあるという含みを持たせた。

2009年にはさらなる証拠が見つかった。エルサレムの旧市街に近い場所に埋葬されていた紀元1〜50年頃の遺体を調べた結果、この人物がハンセン病にかかっていたことがわかったのだ。同年、別のチームからインドで発見された紀元前2000年頃の中年男性の骨を鑑定したところ、ハンセン病にかかっていたことが判明したとする報告が出された。

らい菌がアフリカで進化したのなら、文明が発達したインダス川流域（アフガニスタン北東部、パキスタン、インド北西部）、メソポタミア（チグリス川とユーフラテス川流域の西アジアの一部）、エジプトの間で頻繁な交流があった紀元前2000〜3000年頃にインドに伝わったのではないかというのが彼らの意見だ。

## 撲滅作戦

19世紀には、ハワイ諸島の島の一つ、遠く人里離れた場所に隔離集落ができた。はっきりした記録は残っていないが、1860年代から1960年代にかけて少なくとも8000人の患者が強制的にここに連れてこられたようだ。そのほとんどはハワイの先住民だった。

2015年の時点で、当時そこで暮らした73歳から92歳の患者が16人生存しており、6人が現在もその島で生活している。効果的な治療法が確立されてから20年以上たった1969年に隔離法は廃止されたが、長く暮らしたこの隔絶の地を離れるにしのびず、一部の住民はここに残ることを選んだ。

かつてハンセン病は強い伝染性を持つ病気だと考えられていたが、実際には長年にわたって治療されない状態で放置されたハンセン病患者と長期間濃厚な接触を続けない限り、感染することはほとんどない。

しかし、ハンセン病の感染経路は未解明のままだ。最初のうちは患者への直接接触により感染すると思われていたが、現在では患者の咳やくしゃみなどに含まれる飛沫を大量に吸い込むことで感染するのではないかという説が主流となっている。

2000年に世界保健機関（WHO）は公衆衛生上の問題としてのハンセン病は制圧されたと宣言した。世界の人口の95％以上は免疫を持つようになっているため、現在、成人がハンセン病にかかるリスクはきわめて低い。ハンセン病を予防するワクチ

ンはないが、今では簡単に治療できる病気になった。早期に治療を開始すれば後遺症が残る心配もない。そのため、リスクの高い地域では病気の早期発見が重要になる。

しかし、世界の一部地域でハンセン病はいまだに風土病となっている。2017年には全世界で約25万人がハンセン病と診断され、200万人が後遺症に苦しんでいる。2011〜15年の間に新たに発症した患者の大多数（94％）をわずか14カ国が占める。内訳はインドやバングラデシュなどアジアが7カ国、コンゴ民主共和国やエチオピア、マダガスカルなどアフリカが6カ国、それに南米のブラジルだ。どの国でも1年間で新たに報告される患者数は1000人を超える。一方、米国のハンセン病年間新規患者数は150〜250人前後にとどまる。

WHOはハンセン病のない世界を目指した戦略を展開し、2020年までに子供の新規感染ゼロを目標に掲げる。2016年に新たにハンセン病と診断された患者数は21万6108人、そのうち1万8472人（9％弱）を子供が占め、中には後遺症が懸念されるケースもある。

WHOはこの病気の排除に取り組むと同時に、ハンセン病に対する偏見をなくすことにも努めている。厳しい社会の壁に直面する大人たち、いじめられ、教育を受けることすらままならない子供たちがいる。例えば、インドではハンセン病が正当な離婚理由として認められており、同様にハンセン病患者に差別的な法律が16項目にわたって定められている。

20世紀に入ってからも、かなり後になるまで途上国の多くの地域ではハンセン病患者を隔離することが推奨され、地域によっては強制的な隔離が横行していた。このような偏見のせいで患者が受診や治療をためらい、ハンセン病の根絶が妨げられている。特に移民、ホームレス、医療サービスの利用が難しい最貧困層などの弱者はその傾向が顕著となっている。

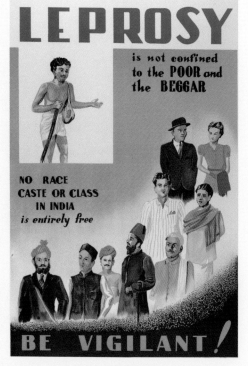

ハンセン病は差別されるような
病気ではないことを強調したインドのポスター。
1950年代に意識向上のために行われた取り組みの一環

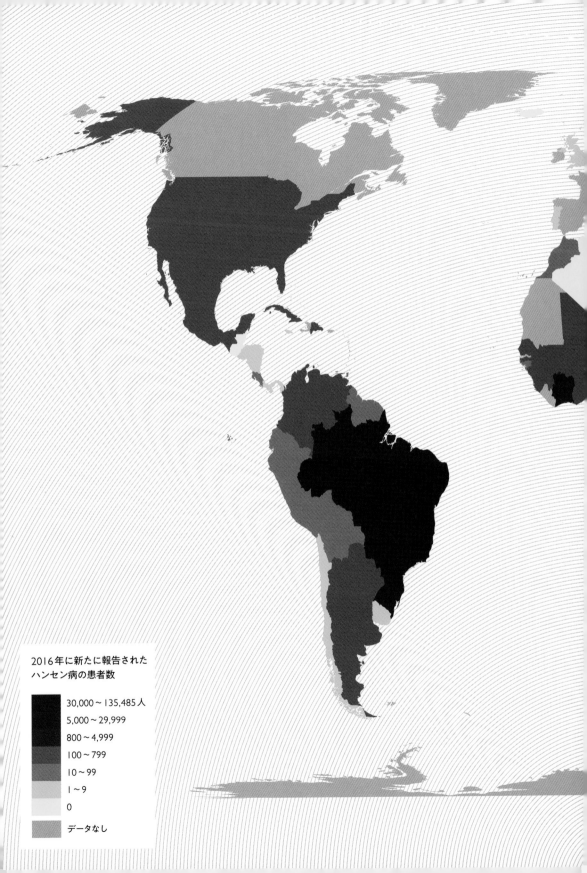

2016年に新たに報告された
ハンセン病の患者数

- 30,000～135,485人
- 5,000～29,999
- 800～4,999
- 100～799
- 10～99
- 1～9
- 0

データなし

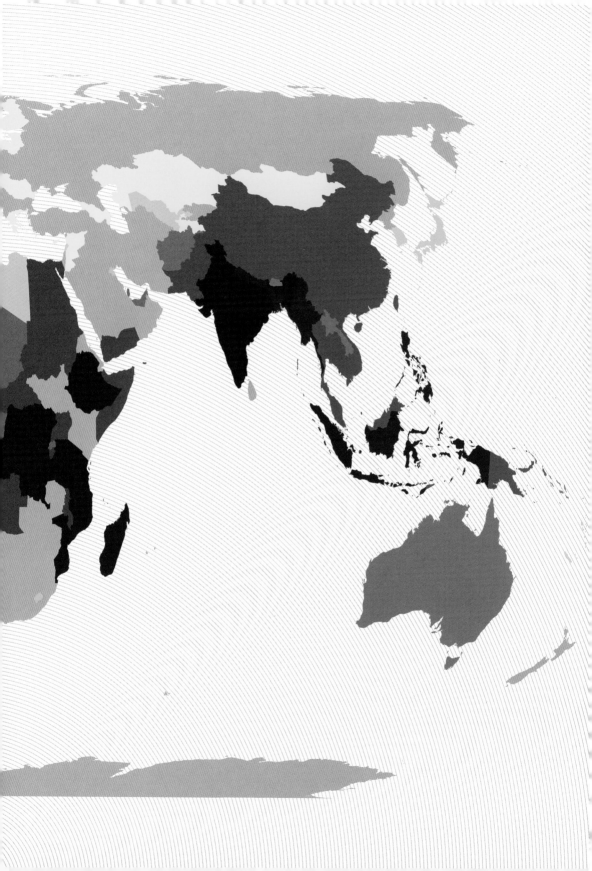

# 麻疹
（はしか）

# Measles

| 病原体 | パラミクソウイルス (*paramyxovirus*) 科の麻疹ウイルス |
| --- | --- |
| 感染経路 | 空気感染、感染力は強い |
| 症状 | 発熱、鼻水、目の充血、のどの痛み、それに続く全身の発疹 |
| 発生状況 | 2016年には世界で推定9万人が死亡 |
| 流行状況 | 全世界 |
| 予防 | 麻疹・風疹・おたふくかぜの三種混合 (MMR) ワクチン |
| 治療 | 麻疹ウイルスに効果のある特効薬はなく、発熱などの症状への対症療法となる |
| グローバル戦略 | 世界保健機関 (WHO) の世界ワクチン接種行動計画 (GVAP) では2020年までの麻疹の排除が目標として掲げられている |

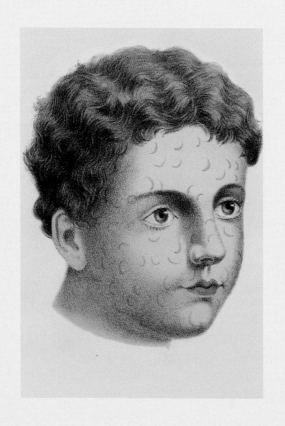

麻疹にかかった子供の図
（1912年頃）

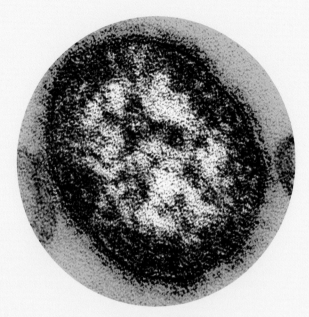

麻疹ウイルスの顕微鏡画像

　1492年、クリストファー・コロンブスが新世界に足を踏み入れた時に、新大陸にいくつもの恐ろしい病気が持ち込まれたと考えられていて、中でも特に危険なものの一つが麻疹だった。麻疹が猛威を振るったのは、新大陸の先住民はそれまで麻疹ウイルスに出合ったことがなく、まったく免疫を持たなかったためだというのが通説だが、これを否定する歴史学者もいる。

## 新世界との接触

　コロンブスが大きな変化をもたらしたのは確かだが、当時の探検家や入植者、交易商人たちが世界中のあちこちで現地にはなかった病気を持ち込むことは珍しくなかった。さらに、彼らは他の地域に病原菌を持ち込むだけでなく、旅先から故国に未知の病気を持ち帰ることもあった。

　16世紀にスペイン人がカリブ海地域、メキシコ、中米に麻疹と天然痘を持ち込んだ。この2つの病気は中米とペルーで大流行し、中南米の征服を企んだコンキスタドール（中南米の征服・植民地経営を行ったスペイン人）がごく少人数でアステカ帝国やインカ帝国を制圧できたのはこれらの伝染病が一因だったという説もある。

　麻疹はヒトとサルの仲間にしか感染しない。感染経路は、一般的に接触感染と空気感染とされている。麻疹ウイルス（MeV）は呼吸器から体内に入り込み、全身に広がる。感染力は強く、数千年の間

に何百万人もの人間がこの病気で命を落としている。新大陸の例からもわかるように、それまで麻疹がなかった土地に持ち込まれると非常に多くの感染者が出る。

　すでに免疫を持つ人が多い場所であれば死亡率は5000人に1人程度でしかない。しかし、1歳未満の乳児や栄養状態が悪かったり免疫系に問題があったりする子供の場合、死亡リスクはきわめて高くなる。20世紀に西アフリカで行われた研究では、人口過密も問題を深刻化させることを指摘している。こう考えると貧困層で子供の死亡率が高い理由を説明できる。人口過密地域で暮らしているとウイルスとの接触機会が多く、体内に入るウイルスの絶対量が増えるため、病気が悪化しやすいのだ

ろう。さらに、そのような人々は同時に結核などの慢性感染症のリスクにもさらされていることが多く、麻疹などの急性疾患に対する抵抗力が弱っている可能性も考えられる。

## 長い歴史を持つウイルス

　麻疹ウイルスは、人間が集団生活を始め、家畜を飼うようになった紀元前8000年から3000年頃に中東のどこかで定着したと考えられている。犬ジステンパーや牛疫（ぎゅうえき）（かつては牛の群れを全滅させるほどの猛威を振るったが、2011年に根絶された）を起こすウイルスと近縁にあるため、どこかの時点で種の壁を越えて動物から人間に感染した可能性がある。

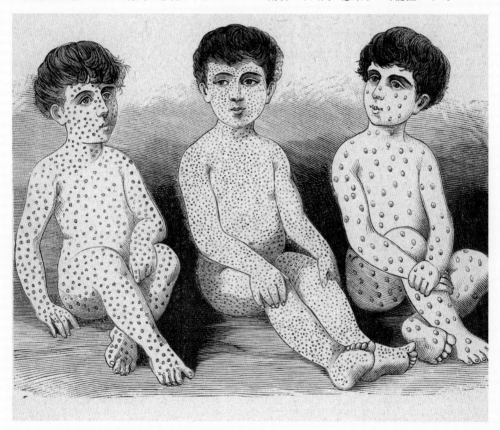

麻疹（左）、猩紅熱（中央）、天然痘（右）にかかった子供たち（1880年頃）

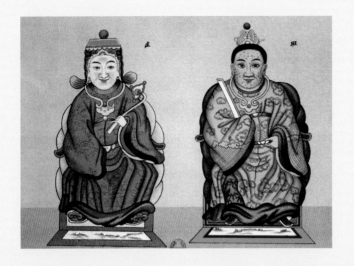

中国の病気の神様。
左が麻疹の神、右が天然痘の神。
1911～20年に上海で発行された
アンリ・ドールの
『中国の迷信に関する研究』より

　麻疹と天然痘はどちらも短期間のうちに感染が広がり、発疹と痛みという症状が共通しているため、昔から混同されることが多かった。この2つを見分けようと最初に試みたのは4世紀の中国の道士、葛洪だと伝えられており、それから300年後にはエジプトのキリスト教祭司アロンが再びこの試みに挑戦している。しかし、最初に麻疹と天然痘の鑑別に成功したのは10世紀のペルシャの医師ムハンマド・イブン・ザカリヤ・アル・ラーズィー、ラテン語名ラーゼスだとされている。

　麻疹の歴史は長いが、はっきりと麻疹だとわかる流行の最初の記録が登場するのは11～12世紀頃になってからだ。麻疹の英語名(measles)は「しみ」または「吹き出物」を意味する中世英語に由来する。昔はラテン語の「病気(morbus)」「疫病(plague：ペストのことも指す)」と区別するためにイタリア語で「ちょっとした病気」を意味する言葉から派生した「morbilli」という言葉が使われていた。

## 麻疹に襲われた島々

　麻疹と接触したことがない人々に対するこの病気の恐るべき感染力を示す、ハワイの若き王と王妃の悲しい物語がある。1824年、国王夫妻はイギリス王ジョージ4世と会うためにロンドンを訪れたが、数週間のうちにほぼ全員が麻疹で倒れた。麻疹の感染時期にあたる約7～10日前に、一行は数百人の兵士の遺児たちが暮らす王立軍用児童養護施設を訪問していた。それから1カ月もたたないうちに、王と王妃はこの世を去った。

　当時のハワイには麻疹がなかったが、1848年以降は状況が一変した。この年、麻疹や百日咳を皮切りに様々な病気がハワイで大流行した。麻疹はメキシコかカリフォルニアからやってきてハワイ諸島に急速に広がり、住民の10～33％が死亡したと考えられている。19世紀に再び流行の波が押し寄せ、さらに1936～37年にも流行して205人が麻疹により死亡した。

　麻疹がハワイに上陸する2年前、別の島もこの病気に襲われていた。アイスランドとノルウェーの間、北大西洋に浮かぶフェロー諸島では、7782人の住民の75％以上が感染し、100人を超える犠牲者が出た。デンマークの医師ピーダ・ルズヴィ・ペーノムは村から村へ感染が広がる様子を追跡し、

流行の状況を調査した。昔ながらの「実地」疫学調査で彼が突き止めたのは、1781年の流行で麻疹を経験していた老人たちは今回の流行では誰一人として麻疹にかからなかったという事実だった。彼の発見は、のちにワクチン開発のカギを握ることになる。

太平洋諸島では1875年に別の王家も麻疹に感染していた。オーストラリアのニューサウスウェールズを訪問していたフィジーのザコンバウ王と2人の王子は、イギリス海軍艦艇ダイドー号で帰国の途についた。シドニーで王は麻疹にかかり、回復しつつあったが、病気は息子たちにもうつっていた。帰国してから10日間にわたり、王家は69人の首長と側近たち合わせて500人ほどを招いてもてなした。同じ頃、麻疹の症状が出ている乗客を乗せた船2隻が到着し、上陸を許可された。その結果、麻疹の大流行が発生し、現地の総督によれば最大で人口の3分の1にあたる4万人が死亡したという。ショックを受けた島の住民たちは、このような災厄をもたらしたのは毒薬か魔術に違いないと思い込んだ。

しかし、ロンドン疫学会が公開した目撃証言によれば、多くの死者が出た原因は病気だけではな

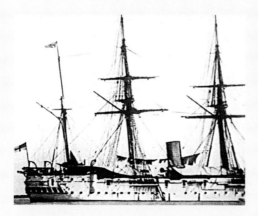

1871年頃に右舷側から撮影されたダイドー号の写真。
熱帯地方で任務を行うため白く塗られている

かった可能性が指摘されている。

流行はあまりに突然かつ徹底的だった。すべての住民がほぼ同時に倒れ、食料を調達できる者が誰もおらず、たとえ食材が手に入ったとしても自分たちや他の人のために料理できる者もいなかった。人々は豊かな土地にいながら、消耗と飢えのために死んでいった。

## 感染から身を守るには

第一次世界大戦後のイギリスでは麻疹の死亡率が大幅に低下した。医学史の専門家らはその理由についていくつかの仮説を立てている。戦時中の福祉制度改革のおかげだという説や、女性が家計を担う働き手になったために、家族の中で子供に割り当てられる食事の量が増えたからだという説などだ。

爆撃機のパイロットから医師に転身した米国人トーマス・C・ピーブルスが1954年に麻疹ウイルスの分離に成功すると、1963年には安全で効果の高いワクチンが開発された。その後、麻疹の予防接種を受ける動きは着実に広がった。全世界で子供が生後1年以内に麻疹の予防接種を1回受ける割合は、2000年の72％から2016年の約85％まで上がった。この間に施された予防接種により、全世界で2040万人の命が救われたと推定される。世界保健機関（WHO）によれば麻疹ワクチンは「最もお買い得な公衆衛生の一つ」になったのだ。

それでも、麻疹は現在でも大きなリスクをはらんでいる。2016年には8万9780人が死亡し、2017年と2018年にWHOはワクチンの接種率が低下しているヨーロッパ諸国で再び麻疹が広がっていると警告した。麻疹に対する「集団免疫」を獲得するには、人口の95％以上が予防接種を受ける必要が

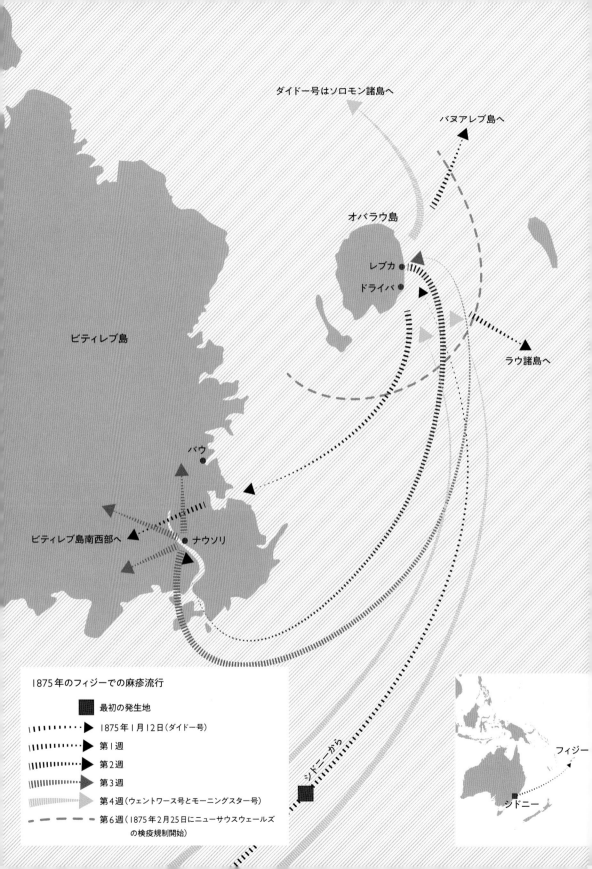

ダイドー号はソロモン諸島へ

バヌアレブ島へ

オバラウ島

レブカ ●

ドライバ ●

ビティレブ島

ラウ諸島へ

バウ ●

● ナウソリ

ビティレブ島南西部へ

1875年のフィジーでの麻疹流行

■ 最初の発生地

▶ 1875年1月12日（ダイドー号）

▶ 第1週

▶ 第2週

▶ 第3週

▶ 第4週（ウェントワース号とモーニングスター号）

▶ 第6週（1875年2月25日にニューサウスウェールズの検疫規制開始）

シドニーから

フィジー

シドニー

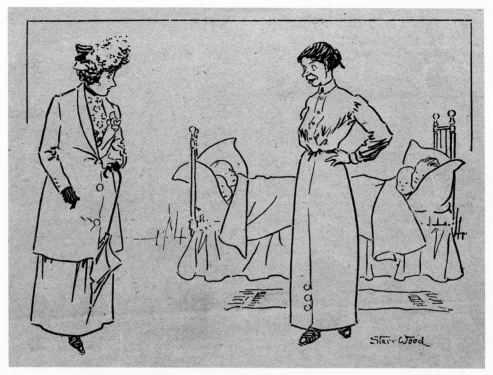

看護婦に向かって、麻疹にかかった子供たちは元気な子供たちの反対側に寝かせているから、
同じベッドにいてもうつる心配はないと主張する母親（1915年）

ある。充分に多くの人々が予防接種を受けていれ
ば、病気の流行を防げるのだ。

　2017年に報告されたヨーロッパ全体の麻疹の患
者数は2016年の4倍増となって2万1000人を超え、
35人が死亡した。ヨーロッパの15カ国で感染者
が出たが、特にルーマニアでは5562人と多く、イタ
リアの5006人、ウクライナの4767人と続く。WHO
の欧州地域事務局長はこの状況を「受け入れがた
い悲劇」と表現した。ルーマニアの患者数が多い
のは、ワクチン不足やワクチン反対運動、社会の
周縁に追いやられたグループを把握する困難など、
様々な要因がからみあった結果だとされるが、それ
以外のヨーロッパ諸国での麻疹が再流行している
のはワクチン反対運動の高まりが影響している。

## ワクチン反対運動の背景

　1998年にイギリスの権威ある医学雑誌『ランセッ
ト』で消化器専門医アンドリュー・ウェイクフィール
ドが発表した1本の論文をきっかけに、欧米諸国
では予防接種を控える動きが広がった。麻疹、お
たふくかぜ、風疹（MMR）三種混合ワクチンが子供
の自閉症や腸疾患と関連しているというのが論文
の主旨だったが、実はこの主張は誤りで、のちに論
文は撤回された。しかし、現在もその余波は消えて
いない。

　ウェイクフィールドの論文が発表される前年の
1997年、イギリスにおける麻疹ワクチン接種率は

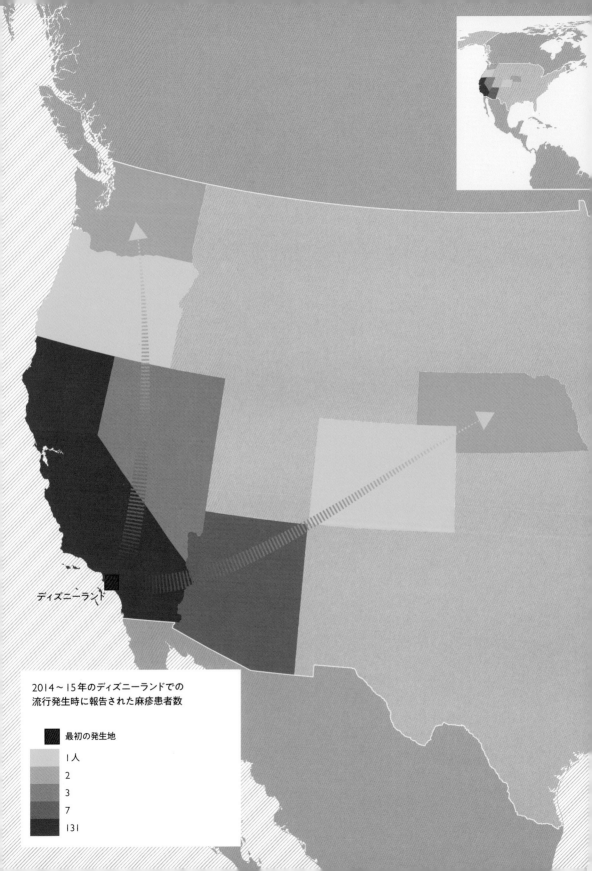

ディズニーランド

2014〜15年のディズニーランドでの
流行発生時に報告された麻疹患者数

最初の発生地

1人
2
3
7
131

91%を上回っていたが、1998年から下降が始まり、2003〜04年は全国的な接種率が80%まで下がった。一部の地域ではさらに低かった。1998年から2004年の間にワクチン接種率が大幅に下がった結果、麻疹の患者数が増加した。例えば、イギリスのウェールズ南部の都市スウォンジーでは2012年11月から2013年7月の間に1200人以上が麻疹を発症した。これは三種混合ワクチンの接種が開始されて以来、ウェールズ地方では最大となる数字だ。

この事態を受けて、フランスやイタリアなどの一部の国では数種類のワクチンの接種が義務付けられるようになった。米国でも麻疹の再流行の兆しがあり、カリフォルニア州では個人の信条を理由に親が子供に予防接種を受けさせないことは認められなくなった。WHOは予防接種の意識向上キャンペーンとワクチン不足解消に向けた計画を打ち出し、「この短期的な後退のせいで、私たちの代で子供たちをこれらの病気から解放するための取り組みが妨げられることはない」という声明を出している。2004年以降のワクチン接種率は再び上昇しており、2013年には90%前後まで回復した。

## 最近の流行

2000年に米国政府は国内の麻疹は排除されたと発表したが、もちろん国外から持ち込まれる例まで防ぐことはできなかった。2015年に米国では600人以上の患者を出した2回の麻疹の流行が発生している。

1回はオハイオ州で自給自足の生活を営むアーミッシュの集団で発生した。麻疹が猛威を振るうフィリピンから帰国した宣教師の1人がウイルスを持ち帰ったが、アーミッシュの人々はほとんどが予防接種を受けていなかった。もう1回はカリフォルニア州のディズニーランドが流行拠点となり、複数の州で感染者が出た。感染源は特定できなかったが、海外からの観光客がウイルスを持ち込んだ可能性が疑われている。この時の麻疹ウイルスは、フィリピンで流行していたウイルスと同じ型であることが確認された。

ベトナムでは2014年春に2万1639人の患者が麻疹に感染した可能性があると報告され、麻疹関連の死者は142人にのぼった。ミャンマー北部の奥地では2016年8月の流行で少なくとも40人の子供が死亡した。ワクチンがこの地域に行きわたっていなかったことと、医療施設が十分に整っていなかったことが原因だと考えられる。WHOの世界ワクチン接種行動計画によると、WHOが定める6地域すべてが2020年までに麻疹を排除するという目標を掲げている。

# 猩紅熱

しょう こう ねつ

||||||||||||||||||

# Scarlet fever

病原体　レンサ球菌属の細菌。通常はＡ群レンサ球菌（*Streptococcus pyogenes*）

感染経路　空気感染およびタオルやシーツなど菌が付着した物に触れることを介して感染する

症状　のどの痛み、発熱、特徴的な皮膚の発疹

発生状況　全世界での数字は把握されていないが、死因の多くを占めるような地域はほとんどない

流行状況　近年イギリスなど複数の国で患者が急増している

予防　患者と接触する場合はうつらないように注意する

治療　抗生物質と解熱剤

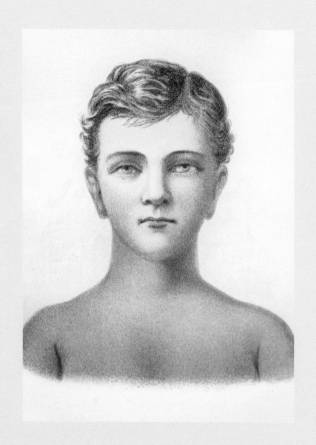

猩紅熱にかかった子供の図
（1912年頃）

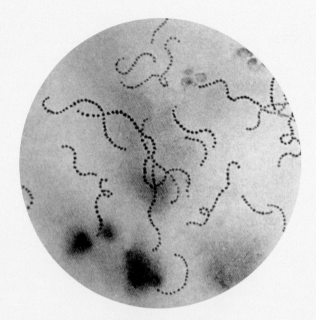

猩紅熱を引き起こす病原体、
A群溶血レンサ球菌（*Streptococcus pyogenes*）の図

ペストは姿を消した。コレラもかつてのように猛威を振るうことはないだろう。天然痘も過去のものとなりつつある。チフスも監獄から追い出せた。しかし、猩紅熱に対しては他の病気ほどの勝利は収められていない。

これは1879年にスコットランドのアバディーン大学で産婦人科・小児科の教授を務めていたウィリアム・スティーブンソンが書いた文章だ。

実際には、イギリスや西ヨーロッパにおける猩紅熱の死亡率は、この頃にはピーク時よりも下がりつつあった。ただ、イギリスの猩紅熱による死者（ほとんどは子供）は1836年から1840年にかけてほぼ倍増し、それからの30年もの間、何度も流行が繰り返され犠牲者は増え続けた。1870年代には、子どもたちにとって最も恐ろしい伝染病は猩紅熱となっていた。

## 貧困層の子供を襲う二重の脅威

1870年にイングランドとウェールズで猩紅熱にかかって死んだ子供の数は3万2543人にもなった。死者が増えた一番の理由は病気が以前にも増して広がったためだが、重篤化しやすくなったことも挙げられる。1858〜59年の流行時には、同じくのどの病気で子供にとっては命にかかわるジフテリアの再流行も重なった。

1880年代になっても猩紅熱の罹患者は相変わらず多かったが、軽症者の割合が増えたため、死亡率は少しずつ下がり始めた。とはいえ、この時点でも猩紅熱が恐ろしい病気であることに変わりはなかった。

1910年、のちにイギリスの首相となったラムゼイ・マクドナルド下院議員は息子のデイビッドを失った。デイビッドは猩紅熱にかかり、完全に回復する前にジフテリアに感染した。二重に襲いかかってきた病気に少年の体は耐えきれなかった。その6カ月後に、デイビッドの母親マーガレットの友人のアダ・ソルターも8歳の娘ジョイスを猩紅熱で亡くした。ソルター一家は社会党員で、ロンドンの中でも貧困層が多いバーモンドジーで生活していた。ジョイスは過去に2回の発病を経験していたが、3度目の感染により命を奪われた。

スラム街で生活する子供は多くの病気に感染するリスクが高いことは、当時からよく知られていた。デイビッドとジョイスが死亡した前年の1909年、バーモンドジーでは411人が猩紅熱にかかり、8人の死者が出た。高級住宅街のハムステッドの患者は101人で、死者は1人もいなかった。だが病魔

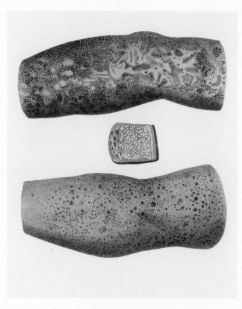

ジョン・パスによる猩紅熱の影響を紹介した銅版画。手で彩色されている。ジョン・ウィルクスの『ロンドン百科事典』（1822年）より

の手が及ばない場所はない。マクドナルド一家は裕福なブルームスベリー地区に暮らしていた。

## 症状は似ていても

猩紅熱を引き起こす病原体はA群溶血レンサ球菌という細菌だ。レンサ球菌の仲間は軽い病気から命にかかわるような病気まで、様々な病気の原因となっている。A群溶血レンサ球菌の中にはきわめて重い症状を引き起こす菌もある。ロシアや東欧は20世紀に入ってからもしばらく、特に病原性の高い猩紅熱に悩まされ続けてきた。

猩紅熱がいつ、どこで初めて人間に病気を起こすようになったのか、どのような経路で人間の世界に持ち込まれたのかは謎に包まれている。この病気は温暖な地域で発生することが多く、主に冬に流行する。それらしき病気の記録は2500年前の古代ギリシャにも残っている。イギリスではずっと大きな流行はなかったと考えられてきたが、その理由はのどの痛みや舌の腫れ、高熱、子供に多いという特徴がジフテリアと似通っていることから、昔はこの2つが混同されていたためだろう。

猩紅熱とジフテリアはどちらも感染力が強く、主に空気中を漂う飛沫によって感染する。20世紀初めの死亡率はどちらも15〜20%前後だった。1840年代になっても、猩紅熱とジフテリアは型が違うだけで同じ病気だと考えている医師が多かったが、症状は似ていてもこの2つの病気を引き起こす病原体はまったく異なる。ざらざらした真っ赤な細かい発疹が猩紅熱の特徴であり、ジフテリアのように息苦しさを感じさせる膜ができることはない（15ページを参照）。

猩紅熱はジフテリアと混同されやすいだけでなく、赤い発疹が出るために麻疹と間違えられることもある。17世紀のイギリスの医師トーマス・シデナムは、この問題に一石を投じようとした。「全身に小さな

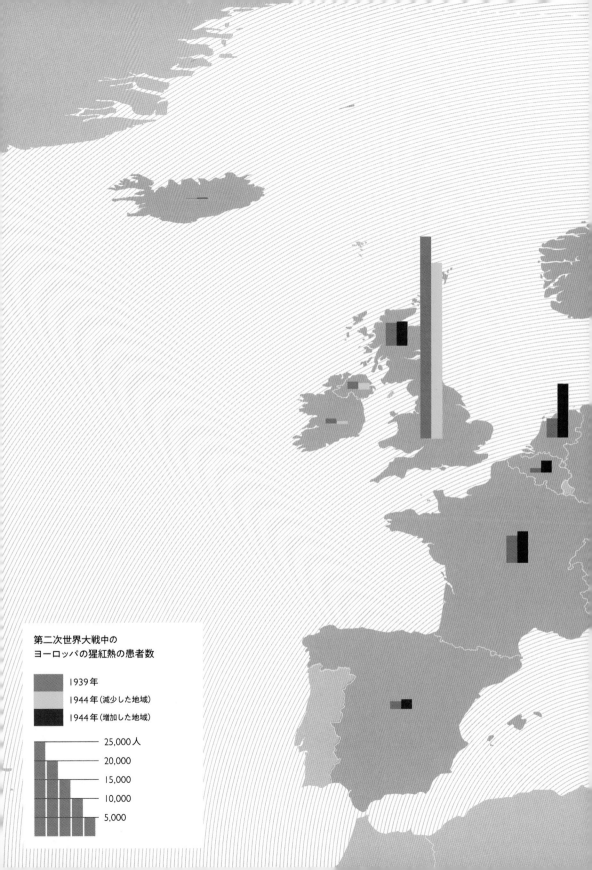

第二次世界大戦中の
ヨーロッパの猩紅熱の患者数

1939年

1944年（減少した地域）

1944年（増加した地域）

25,000人
20,000
15,000
10,000
5,000

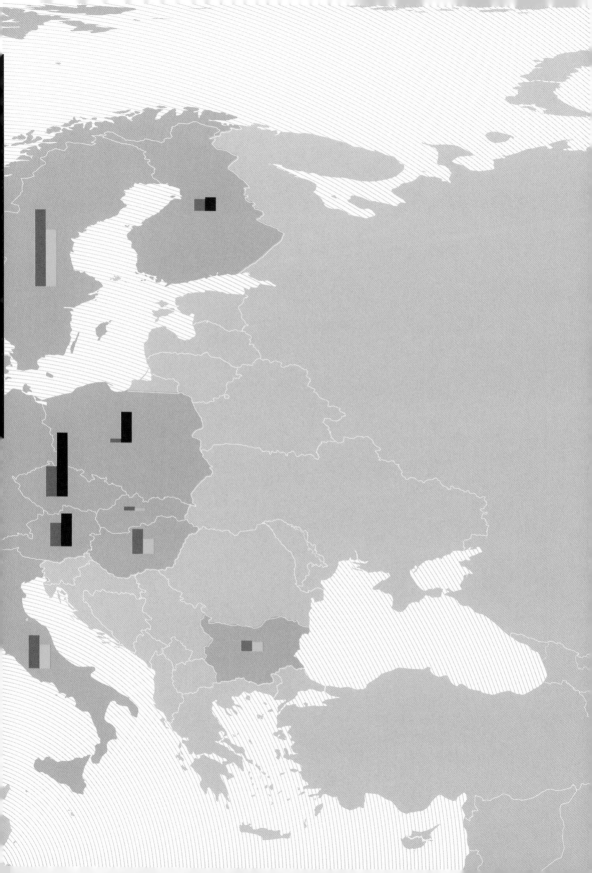

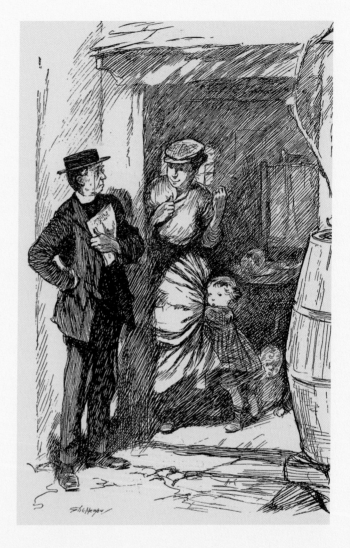

イギリスの風刺漫画雑誌
『パンチ』に掲載された木版画。
猩紅熱にかかった子供がいる
家庭を教区牧師が訪れる。
「お子さんはきちんと隔離されて
いますよね？」と問いかける牧師に
母親は「もちろんですよ、牧師様。
息子はずっと物干しかけの
向こう側にいて、食事の時以外は
私たちのところにやってきませんから」
と答えている

赤い斑点状の発疹が現れるが、その数は多くて大きい。赤みが強く、麻疹に比べてむらがある」

猩紅熱の症状について最初にはっきりと書き記したのは、10世紀のペルシャの医師ムハンマド・イブン・ザカリヤ・アル・ラーズィー（ラテン語名はラーゼス）だとされている。その後、16世紀のイタリアの医師ジョバンニ・イングラシアも1553年にパレルモで流行した、「ロッサリア」と彼が名付けた病気の特

徴に、燃えるように赤い発疹を挙げている。1676年にロッサリアを発疹の色にちなんで「赤い熱」を意味する学名 *febris scarlatina* と命名したのがトーマス・シデナムだった。

## 突如、牙を剥く

17世紀当時の猩紅熱は珍しい病気で、あまり激

しい症状は出ず、流行もごく小規模だった。おそらくは数家族の範囲で収まっていたようだ。当然ながら、シデナムは猩紅熱をそれほど心配すべき病気だとは考えていなかった。「血がわずかばかり沸き立つにすぎず、前の夏の熱によって引き起こされる」と述べている。シデナムは医師たちに猩紅熱の治療に瀉血（血液を体外に排出させることで病気を治すことを目的とした当時の治療法）や浣腸のやりすぎを注意したうえで、患者に肉食や「あらゆる種類の強い酒」を控え、ずっと寝ている必要はないが室内で安静にしているよう指示することを勧めている。

だが、シデナムがこうした研究結果を発表した時期と前後して、猩紅熱の流行はヨーロッパ全土に拡大していった。1677年のデンマークを皮切りに、1684年にスコットランド、1735年には米国にまで到達している。

これらの流行は徐々に常態化し、病原体が変化したのか、重篤化する患者が増えた。18世紀後半のイギリスでは死亡率が2％だったのに、1834年には15％にまで上昇した。中には30％を越えた都市もあり、猩紅熱は当時の最も恐ろしい病気の一つになったのだ。1901年、慈善活動に熱心だった米国の億万長者ジョン・D・ロックフェラーは猩紅熱で孫の1人を失った。これをきっかけに、彼は以前から計画を温めていた感染症研究所の設立に本格的に取り組み始めた。

20世紀初頭には、やや症状が軽いタイプの猩紅熱が再び台頭し、1920年代半ばにはイングランドとウェールズの猩紅熱による死亡者の数は年間900人前後まで減少した。オーストラリアも似たような経緯をたどった。最初に猩紅熱の患者が確認されたのは1833年のタスマニアで、1841年にはビクトリアやニューサウスウェールズにも感染が拡大、1910年頃までは主な死因の一つとなっていたが、その後は死亡者数が減り始めた。

第二次世界大戦中のイギリスでは、ドイツの空襲から逃れるため学齢期の子供たちが何千人もロンドンから農村部に疎開した。公衆衛生の専門家は、過去に猩紅熱などの病気の流行があった都市部の子供たちが地方に移動することで、これまではほとんど伝染病にかかった経験がない農村部の子供たちに感染が広がる可能性を警告していた。こうした懸念は的中し、大規模な疎開があった1939〜40年と1944〜45年にロンドンから子供たちを受け入れた14の行政区で、猩紅熱とジフテリアの患者数が大幅に増加した。

## もはや脅威ではない？

猩紅熱を予防できるワクチンはないが、1940年代にペニシリンが開発され、その後も続々と誕生した抗生物質のおかげで、猩紅熱が主な死因となるような国や地域はほぼなくなった。

ただ、以前よりは軽くすむようになったとはいえ、猩紅熱の流行は今でもときおり発生している。中国での患者数は2002年の1万5234人から、2015年には6万2830人に増え、流行があった2011年には中国、香港、マカオ、台湾、韓国で合わせて6万7358人の子供が罹患している。香港では2017年の1月から11月の間に2000人近い患者が報告されており、2016年の同時期に比べて60％近く増えている。

イギリスでは2014年以降、猩紅熱の患者が急増した。2016年には政府機関である公衆衛生庁が、重症例が若干増加していることを報告し、状況を慎重に注視していくという声明を出している。2018年2月にはイギリスの医師たちが猩紅熱の「異常な増加」を再度警告している。

最近になって猩紅熱が急増している理由はわかっていないが、人口全体での免疫低下や細菌の病原性の変異、もしくはそれらの相乗効果が疑われている。

# SARS
（重症急性呼吸器症候群）

iiiiiiiiiiiiiiii

# SARS

| | |
|---|---|
| 病原体 | SARS コロナウイルス |
| 感染経路 | 完全には解明されていないが、感染者との濃厚な接触（主に経気道感染）やウイルスが付着した場所に触れることを介して感染すると考えられている |
| 症状 | 発熱、全身の倦怠感、筋肉痛、頭痛、下痢、悪寒などインフルエンザに似た症状が出る |
| 発生状況 | 2018年半ばの段階で2004年以降SARSの報告はない |
| 流行状況 | 現時点で発生の報告はないが、流行が起これば世界中に広がる恐れがある |
| 予防 | 新たな患者が発生した場合は速やかに報告し、感染者と接触者を隔離する |
| 治療 | 確立された治療法はないが、抗ウイルス剤を使用し、呼吸管理、肺炎の予防または治療、肺の腫脹を抑える治療が行われる |
| グローバル戦略 | 新たな患者の発生を世界レベルで監視し、迅速な報告と封じ込めを行う |

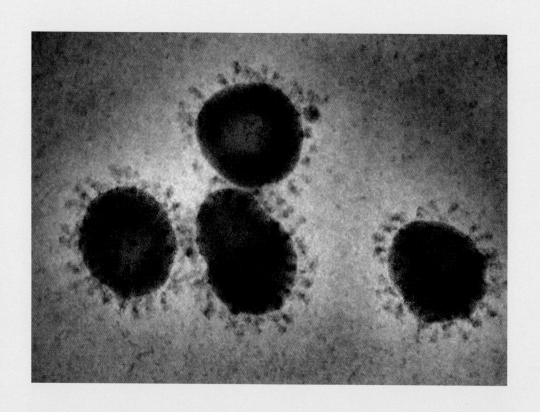

SARSの病原体、
コロナウイルスの顕微鏡画像

2002年11月16日、中国南部の広東省で農業に従事する若い男性が、肺炎に似た症状で仏山第一人民医院に入院した。その症状は一般的な肺炎とは異なるものだった。男性は回復して退院したが、どこでどのようにして病気にかかったのかはわからないままだった。その後の数週間で同じ症状を示す患者が次々と現れた。幸運にもほとんどの患者は最初の男性と同じく無事に回復したが、何人かは死亡した。

## あっという間の感染拡大

3カ月後、広東省でこの病気の治療にあたっていた医師の1人が結婚式に出席するため香港に向かった。この医師は香港のメトロポールホテルにチェックインした頃から体調を崩し、数日後に死亡する。医師のホテル滞在は24時間にも満たなかったが、近くの部屋に泊まっていた宿泊客にもすでに感染は広がっていた。78歳のカナダ人女性も感染した1人だった。2日後に女性は自宅のあるカナダの

トロントに戻ったが、その時点で肺炎に似た症状を呈しており、3月5日に死亡した。それからの数週間というもの、マスコミは騒然となる。カナダではおよそ400人が同様の症状を訴え、トロントの住民2万5000人に隔離措置がとられ、44人の患者が死亡した。

中国系米国人のビジネスマン、ジョニー・チャンもメトロポールホテルに宿泊していた1人だ。チャンはベトナムに向かう飛行機の機内で具合が悪くなり、ハノイの病院に運ばれた。チャンは病院で死亡したが、医療スタッフや他の患者に感染が広がった。

その頃、世界保健機関（WHO）の職員で感染症が専門のイタリア人医師カルロ・ウルバニはハノイを拠点に活動していた。ウルバニのもとに病院から緊急要請の電話が入り、調査に向かった。ウルバニはこの病気を今までにない未知の感染症だと結論付け、WHOに警戒態勢を敷くよう連絡した。彼もまたこの病気に感染し、死亡した。

2003年の3月半ば、イギリスの新聞『サンデー

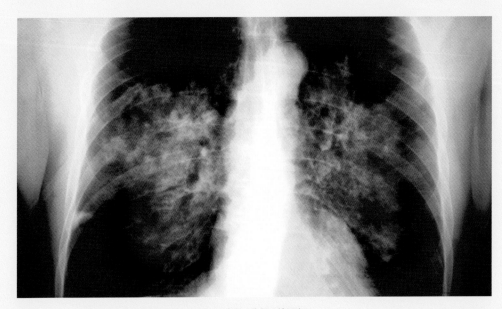

SARS患者の胸部X線写真

　空気感染症

タイムズ』に「死の病原菌がヨーロッパにも」という見出しが躍った。ニューヨークからシンガポールに向かう飛行機の乗客150人以上に「従来の治療が効かない新型肺炎」と接触した恐れがあるため、ドイツのフランクフルトで隔離されているという記事だった。隔離は流行発生時の対策として古くから行われてきた手法で、賛否はあるものの、不明点が多くワクチンもない状況では、いかに21世紀とはいえ当局もこのやり方に頼るしかなかった。

3月の第3週までに350人の感染が疑われ、そのうち10人が死亡し、感染はイタリア、アイルランド、米国、シンガポールなど13カ国に拡大した。2週間後には感染者を出した国は18カ国に増え、2400人以上の感染者と、89人の死者が出た。WHOは調査のため国際的な専門家チームを中国に派遣。米国は隔離措置が可能な感染症のリストにSARSを加えた。

## 国際的な対応

後になって、WHOはカルロ・ウルバニ医師の行動により流行の初期段階で多数の新規患者を特定して隔離できたため、さらなる感染拡大を防止できたと発表している。WHOは世界中の医師に向けてSARSへの注意を呼びかけた。ここで重要な役割を果たしたのが、国際保健規則だ。最初の導入は1969年で、コレラ、ペスト、黄熱、天然痘の監視と管理が目的だった。WHOは2005年に、SARSの流行を受けて新しい感染症にも対応できるよう改訂した。

ウルバニ医師が病に倒れる2週間前、中国の政府機関の衛生部は、広東で305人の「原因不明の急性呼吸器症候群」の患者が発生し、5人の死者が出たことを報告した。3日後、中国はWHOに最初の患者を把握したのは4カ月前だったことを伝えた。2月の終わりにWHOは重症急性呼吸器症候群、略してSARSと呼ばれるようになったこの病気を正式に認定した。

中国政府は流行の報告が遅れたことを謝罪し、「公衆衛生情報と早期警告体制に重点を置いた国内救急医療体制の速やかな設置」を発表した。並行して、中国南部と香港ではSARSに感染した動物の肉を食べることによる感染拡大を恐れて、市場での肉の取引が禁止された。

患者数が横ばいになりつつあった4月22日、米国疾病管理予防センター（CDC）が警告を出した。「SARSがどこに向かうのか、最終的にどこまで拡大するのか、予測がつかない」

SARSの感染拡大は、公衆衛生を脅かすリスクになっただけでなく、経済にも打撃を加えた。4月末の時点でタイへの旅行者は70%、シンガポールへの旅行者は60%も減少した。イギリス外務省は香港、中国の一部地域、トロントへの渡航を控えるように勧告した。

## 恐ろしい新型コロナウイルス

2003年4月、SARSの正体がやっと見えてくる。香港の研究者たちがSARSの病原体はコロナウイルスの新型である可能性が高いという論文を発表したのだ。「コロナウイルス」という名前はラテン語で「王冠」や「光環」を意味する「コロナ」に由来し、ウイルスの表面に王冠のような突起があることからこう呼ばれる。SARSを引き起こす特殊なコロナウイルスは過去に人間からも動物からも見つかったことがなかった。

コロナウイルス自体はありふれたウイルスで、通常は重症化することはなく、普通の風邪程度ですむ。しかし、SARSのような特殊なコロナウイルスは命を脅かす存在になる。SARSは主に感染者との濃厚な接触（キス、ハグ、直接接触、食器やコップの共有、1メートル以内の接近）により感染すると考えられている。

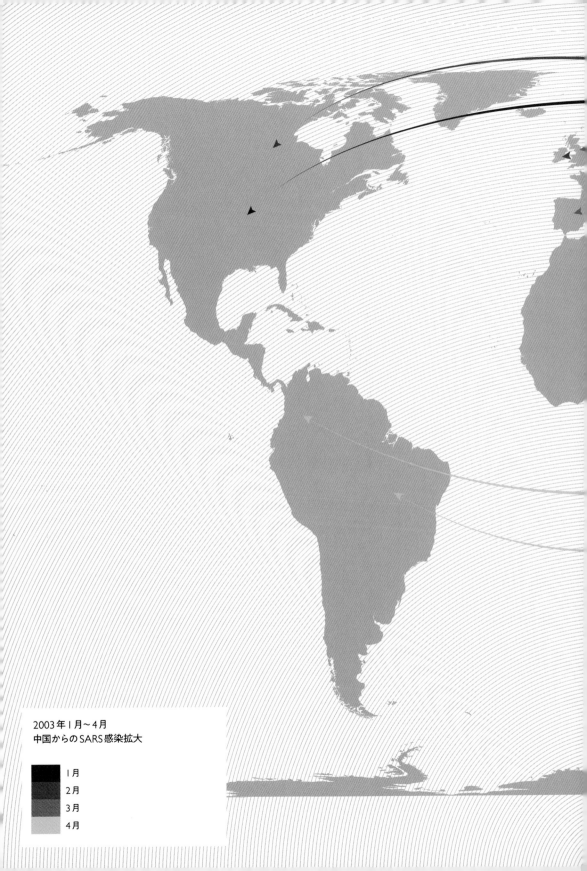

2003年1月～4月
中国からのSARS感染拡大

1月
2月
3月
4月

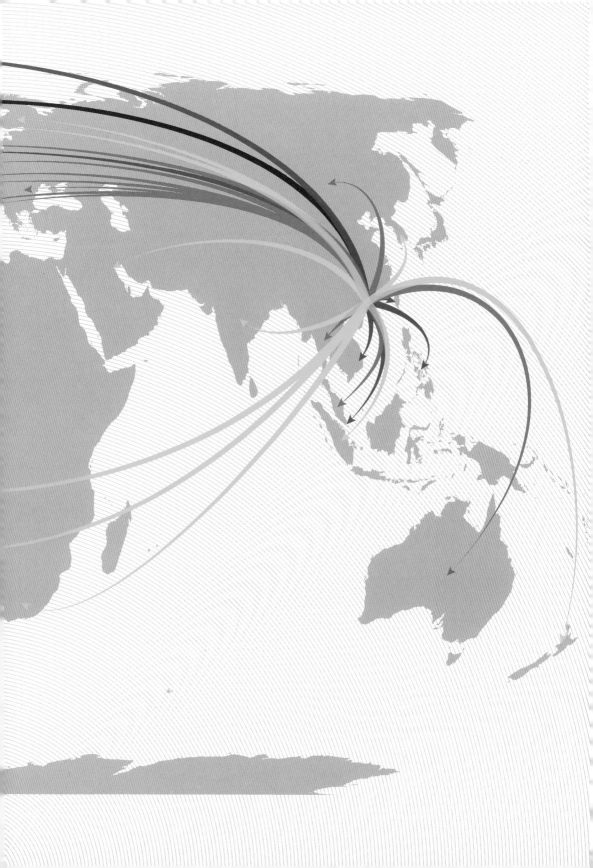

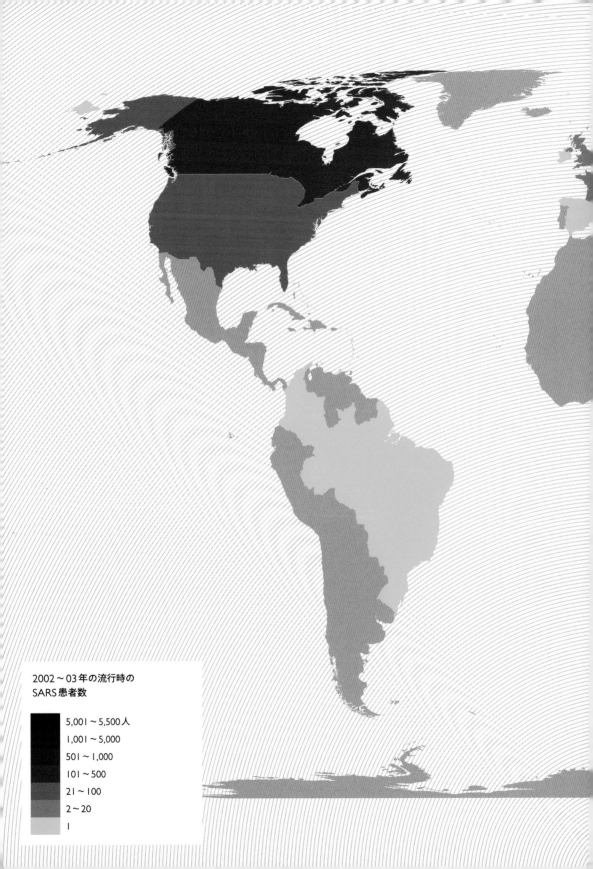

2002～03年の流行時の
SARS患者数

5,001～5,500人

1,001～5,000

501～1,000

101～500

21～100

2～20

1

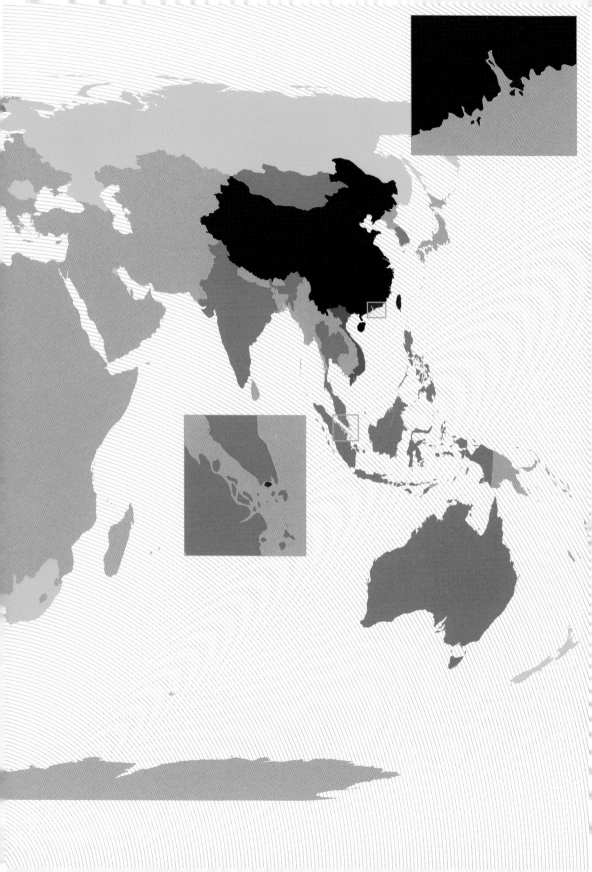

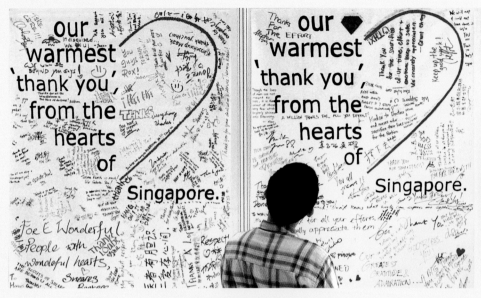

2003年にシンガポールでSARS患者の治療にあたっていた
医療チームへの感謝と称賛のメッセージ

患者が咳やくしゃみをしたときに飛び散る飛沫によって広がることが多い。飛沫が付着した表面や物体に触れた手で口や鼻、目を触ったときにもウイルスに感染する。広い範囲の空気感染や他の経路による感染が起こっている可能性もあるが、完全には解明されていない。

2003年4月23日、北京郊外で1000床のSARS専門病院が開院した。この小湯山医院は迅速に患者に対応したが、治療した患者はわずか680人で、6月の終わりにはもはや必要がなくなった。WHOは中国でSARSの危機が去ったと判断し、7月初めにSARS患者が出た29カ国でのSARSの終息を宣言。北米、南米、ヨーロッパ、アジアの諸国を巻き込み、8098人の患者と774人の死者を出し、世界を震撼させたSARSの大流行は突如として始まり、あっという間に終息したのだ。

最初の感染源を含めて、SARSについてはまだわかっていないことが多い。中国で流行が始まった地域で捕獲されたハクビシンからSARSに似たウイルスが単離されたと発表されると、中国政府は駆除を開始し、1万頭以上のハクビシンとアナグマ、タヌキが処分された。中国に生息するキクガシラコウモリも感染源になった可能性が指摘されている。

## MERSの登場

2018年の時点で、2004年以降にSARSの報告はない。しかし、2012年に米国はSARSウイルスを国民の健康や安全にとって重大な脅威となる可能性がある「特定病原体」に指定した。そして同じ年に、別の新型コロナウイルスがサウジアラビアに現れた。

サウジアラビアの都市ジェッダの病院で、1人の患者が急性肺炎と臓器不全のため死亡した。病院では病原体を特定できなかったため、オランダの研究所に喀痰（かくたん）検査を依頼したところ、中東呼吸器症候群コロナウイルス（MERSコロナウイルス）が検出された。このウイルスこそ、中東呼吸器症候群、略してMERSの原因だった。MERSはSARSに似た病気で、致死率は約40％にも達する。

2018年現在、米国、イラン、フィリピンと、イギリスなどヨーロッパの数カ国を含む合計27カ国でMERSの発生が報告されている。だが、患者の約80％はサウジアラビアに集中しており、人から人への感染以外にヒトコブラクダからの感染も疑われている。MERSはコウモリが持っていたウイルスがラクダに広がった可能性がある。中東以外で発生した患者は、同地域に旅行して感染したケースが

ほとんどだ。

WHOはすべての国に対し、その国で感染が発生したか否かにかかわらずMERSに警戒するよう呼びかけている。特に中東との行き来が頻繁な地域では注意が必要だ。さらにWHOは、確定例だけではなく疑わしい発症例と対応策の取りまとめを報告するよう求めている。「最適かつ国際的な対応策を周知するために」はこうした動きが必要になってくる。

普通の風邪の原因となるヒトコロナウイルスは何百年もの間、重篤な症状を引き起こすことはなかった。それが、なぜ今になって突如として致死性の高い新型ウイルスが出現したのか。SARSの流行後、専門家はこれを「実に憂慮すべき問題」だと評した。SARSと入れ替わるように致死性の高いMERSが出現したのは、そのすぐ後のことだった。

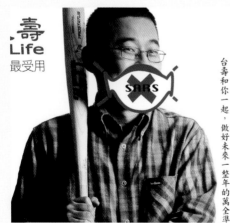

壽
Life
最受用

你想好
逃亡路線了嗎

擔心SARS，不必落跑！
快來保台灣人壽獨有的「健康全年保」吧，
台壽和你一起，做好未來一整年的萬全準

台湾でSARSの流行について警告するポスター（2003年）

# 天然痘

‖‖‖‖‖‖‖‖‖‖‖

# Smallpox

| | |
|---|---|
| 病原体 | オルソポックスウイルス属のウイルス |
| 感染経路 | 呼吸器経由や患者の発疹から出た膿により感染する |
| 症状 | 高熱、発疹が出て膿疱になり、一生跡が残る |
| 流行状況 | 1979年に根絶。これまでに根絶に成功した唯一のヒトの感染症 |
| 予防 | ワクチンが高い効果を発揮する |
| 治療 | 確実な治療法はないが、一部の抗ウイルス薬に一定の効果が期待できる |

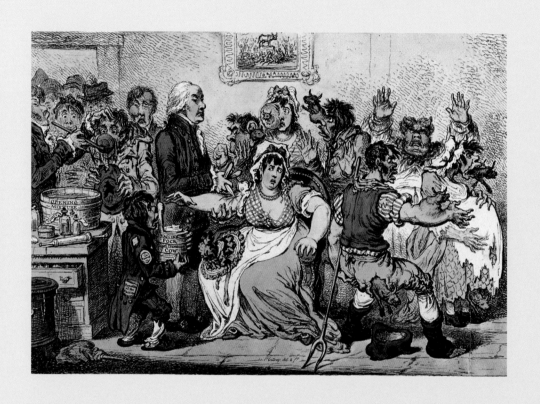

患者に牛痘を接種するエドワード・ジェンナーを描いた戯画（1802年）。
接種を受けた患者の体からは牛の頭が次々と突き出してきている

ヒンドゥー教に古くから伝わる女神シータラーは天然痘の神だ。女神はロバに乗った姿で描かれ、いつもレンズマメの種を持ち運んでいる。シータラーは熱病をつかさどる悪霊をお供に旅をしているが、ふとした拍子にいつも持っているレンズマメの種が天然痘菌に変わり、シータラーと悪霊の2人に出会った人はすべて天然痘に感染すると言われている。シータラーは天然痘を引き起こすことも、治すこともできる。

聖書や神話にも登場する天然痘は恐ろしい伝染病ではあるものの、やや特殊な扱いを受けている。ペストやチフスといった他の伝染病は、何百年もの間きわめて甚大な被害を人類にもたらし続けてきた。しかし、天然痘は人類にとって希望の光、いわば勲章だ。なんといっても天然痘は初めて地球上から根絶された感染症なのだから。

天然痘とは、天然痘ウイルスによって引き起こされる急性感染症の一種だ。病名は「斑点」を意味するラテン語に由来し、17世紀から18世紀にかけてはその病毒性の高さが恐れられて、ヨーロッパでは「まだらの怪物」と呼ばれた。専門家によれば、1万年ほど前のアフリカに生息していたげっ歯類の保有ウイルスが進化を遂げた可能性があると考えられている。天然痘ウイルスには主に大痘瘡型と小痘瘡型の2種類があり、天然痘の流行を主に起こしてきたのは大痘瘡型株で、ヨーロッパでは18世紀末まで年間およそ40万人が天然痘で命を落としていた。

## 伝染病の温床となった文明

天然痘ウイルスが自然宿主とするのは人間だけであり、動物が媒介することはない。つまり、天然痘が蔓延するのは、一定数の人間が集団で生活する場ということになる。エジプト、インド、中国といった古代文明発祥の地となった大河流域は、天然痘をはじめとする伝染病にとっては格好の温床となった。

天然痘ウイルスは空気感染で広がる。多くは罹患者の近くで、その鼻やのどから出たウイルスを含む飛沫を吸い込むことにより感染する。また、遠く離れた場所から運ばれてきたウイルスによって感染したり、患者が使っていた寝具などへの接触を介して感染することもある。

紀元前1157年に死んだエジプトの王ラムセス5世のミイラは顔に病変部が見られ、天然痘のために命を落とした可能性があると考えられている。天然痘によく似た病気の記録は、紀元前1112年の中国に「恐ろしい疫病」として登場する。しかし、天然痘が中国に持ち込まれた正確な時期はいまだに定まっていない。4世紀の道士、葛洪は紀元25〜49年頃という説を唱えていた。

7世紀のインドにもそれらしき文献がある。最初にはっきりと天然痘について書き残したのは、10世紀のペルシャの医師ムハンマド・イブン・ザカリヤ・アル・ラーズィーだとされている。

西洋では、紀元前430年のアテネではかりしれない死者数を出した伝染病や、1世紀にローマで1万人が死亡した「アントニヌスの疫病」も天然痘だった可能性を指摘されている。この時の流行はローマ帝国から北アフリカ、西アジア、ヨーロッパの他地域にも広がり、500万人が犠牲になったと推定されている。

天然痘らしき流行は4世紀のシリアをはじめとして、その後も中東で増え続けた。紀元570年のイタリアとフランスでも流行したようだ。8世紀には日本も天然痘に襲われたことが確かめられている。

## 移動が増えれば病気が広がる

他の多くの伝染病と同じように、天然痘の歴史は数世紀にわたる侵略、探検、交易、文明の発展

と切っても切り離せない。天然痘は8世紀に中国や朝鮮半島との交易を通して日本に持ち込まれ、イスラム勢力の拡大によって北アフリカとイベリア半島にも広まった。300年後には十字軍によってヨーロッパの奥深くまで運ばれ、その後ポルトガルの入植者たちによって西アフリカにも広がった。

歴史学者は、比較的人数が少なかったはずのコンキスタドールの部隊が16世紀初めにアステカ王国やインカ王国を滅ぼすことができたのは、天然痘や麻疹が新大陸に壊滅的な打撃を与えたせいではなかったかと考えている。スペイン人がペルーやメキシコに到着してからの数十年間で、現地での天然痘による死者は最大で350万人に達したと推定される。16世紀には奴隷貿易によってカリブ海地域と中南米に天然痘が運ばれ、17世紀にはヨーロッパ人が北米に、18世紀にはイギリスの探検家がオーストラリアにこの病気を持ち込んだ。

イギリス人がオーストラリアにたどり着いた翌年の1789年、天然痘はニューサウスウェールズで暮らしていたアボリジニの集団をわずか1カ月で壊滅させた。その頃になると、天然痘は西洋社会に破壊的な影響をもたらす最も恐ろしい伝染病と評されるようになっていた。

他のいくつかの伝染病とは違い、天然痘は襲う相手を選ばなかった。イギリス、フランス、ロシア、スペイン、スウェーデンなど各国の王室も天然痘からは逃れられず、何人もが病に倒れた。1526年に天然痘にかかったイギリス女王エリザベス1世はその後持ち直したものの、一時は危篤状態にまで陥った。また、イギリス王ウィリアム3世の妻で、共同統治者だった女王メアリー2世は1694年に病に倒れ、そのまま帰らぬ人となった。1711年にはフランスのルイ王太子がやはり天然痘で命を落とし、のちの神聖ローマ皇帝フランツ1世の兄弟3人と、オーストリア帝国のヨーゼフ皇帝も同じ運命をたどっている（ヨーゼフ皇帝は命が助かったら二度と浮気はしな

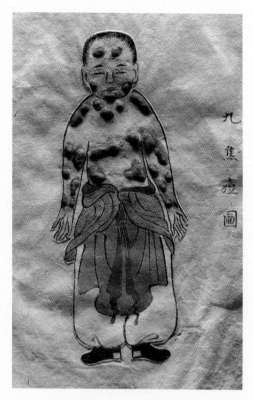

紙から盛り上がるように天然痘を描いた
日本の彩色図（1720年頃）

いと妻に誓ったという）。

1707年には1年間でアイスランドの人口5万人のうちおよそ1万8000人が天然痘で死亡し、以降も18世紀の間に米国のマサチューセッツ州ボストンは計8回も天然痘の流行に見舞われた。

## 種痘の登場

天然痘は世界中で猛威を振るい続けたが、医療も大きな進歩を遂げ、天然痘や他の恐ろしい伝染病に対抗する手段が登場した。弱い病気を引き起こして抗体を作り、将来の感染に備える種痘がそれだ。アジアやアフリカでは何世紀も前から、症状

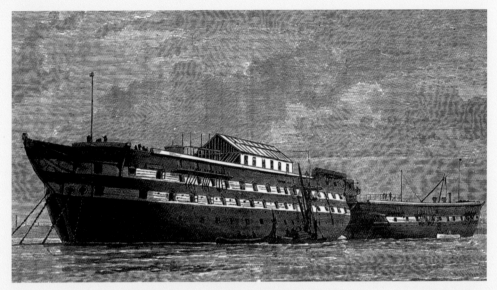

イギリスのデトフォード運河に停泊するアトラス号とエンデュミオン号。
この2隻は1880年代に天然痘患者の隔離病院として使われていた

が軽い患者の膿疱（のうほう）からウイルスが付着した膿を採取し、健康な人の皮膚に傷をつけてこすりつけたり、口から吸い込ませたりするやり方が行われていた。原理としては理にかなっているが、初期の非科学的な方法では悲惨な結果を招くこともあった。

1714年に医師のエマニュエル・ティモニウスはロンドンの王立協会にあてて、コンスタンティノープル（現在のイスタンブール）では40年前から接種が行われており、「喜ばしい成功」を収めていると書き送った。米国マサチューセッツ州ボストンのコットン・マザー牧師も次のような体験談を語っている。

　　非常に頭の切れる男であるオネシモにこれまで天然痘にかかったことがあるかどうかを尋ねたところ、彼は（中略）天然痘についての何らかの処置を受けたことがあり、そのおかげで一生天然痘にかからないと答えた（中略）彼はその時につけられたという腕の傷跡を私に見せた。

オネシモの出身地は現在の南リビアに当たる地域だった。

作家のメアリー・ウォートリー・モンタギュー夫人は、天然痘を使った種痘である人痘をイギリスで普及させるために重要な役割を担った。彼女自身もトルコ滞在中に人痘を受けている。さらに人痘接種の安全性を確かめるため、1721年にニューゲート刑務所の死刑囚7人に人痘の接種を受ければ死刑を免除するという話が持ちかけられた。その結果、7人全員が接種を受けることを希望し、1人も死者は出なかった。

1796年にイギリスの医師エドワード・ジェンナーは人痘をさらに発展させた方法を編み出した。ジェンナーが育ったグロスターシャー地方の農村部では、牛の乳しぼりをする女性たちがかかることが多かった牛痘（ぎゅうとう）という軽い病気にかかると、天然痘にかからなくなることが昔から知られていた。現在では考えられないが、ジェンナーは庭師の8歳の息子ジェームズ・フィップスに牛痘を接種し、その後

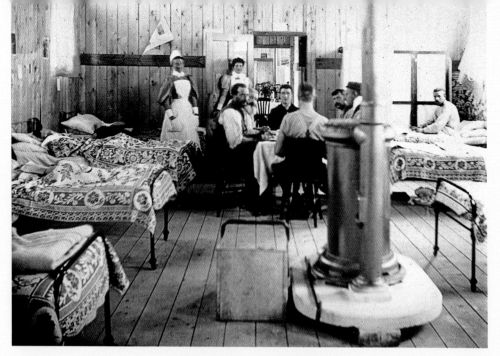

イギリス、グロスターシャーで天然痘が
流行した時の隔離病院の病室の様子（1896年）

数回にわたって天然痘を接種するという有名な実験を行った。ジェームズ少年にとって幸運なことに、ジェンナーの仮説は正しく、彼は天然痘にかからずにすんだ。この方法は牛を意味するラテン語「vacca」から「vaccination（ワクチン接種）」と呼ばれるようになった。

　最初のうちこそ牛痘接種は懐疑的に受け止められていたが、この方法はイギリスで絶大な効果を発揮し、すぐに世界中に広まった。1804年から1814年にかけてのロシアでは200万人が接種を受けた。

## ┃そして根絶へ

　世界中の様々な国や地域から、天然痘は着実に駆逐されていった。最初に天然痘がなくなった国は、人口が少なく他の地域と離れているアイスランドで1872年のことだ。イギリスでは1934年、北米では1952年に根絶され、日本では1956年以来、

国内での発生はない。1947年にニューヨークで発生した天然痘の流行を受けて、米国では世界最大規模の予防接種プログラムを導入したが、これは公衆衛生の計画立案と実行のお手本のような動きだった。ヨーロッパでは、ポルトガルが1953年に根絶を宣言したのを最後に、天然痘はほぼ姿を消した。

　先進国では予防接種と出入国管理で天然痘抑制の努力が続けられていたが、20世紀半ばになってもなお脅威であり続けていた。1962年にイギリスではパキスタンからの渡航者が持ち込んだ天然痘により2回の流行が発生し、ウェールズの首都カーディフで19人、イングランド北部のブラッドフォードで6人の死者を出した。この時はすぐに集団予防接種が実施された。

　欧米以外の地域での根絶には時間が必要だった。1960年には55カ国で10万人の患者が報告された。発生国のほとんどはアフリカだった。1974年にはインドで1万5000人が死亡したが、そこから

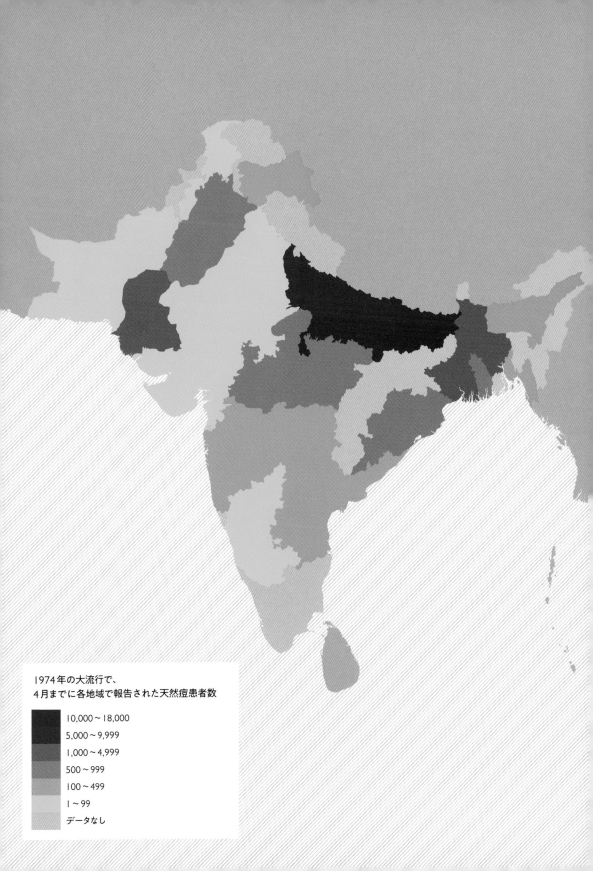

1974年の大流行で、
4月までに各地域で報告された天然痘患者数

- 10,000～18,000
- 5,000～9,999
- 1,000～4,999
- 500～999
- 100～499
- 1～99
- データなし

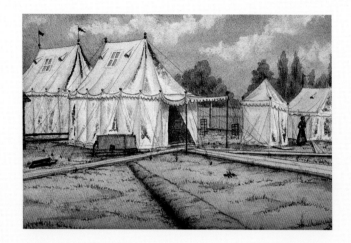

ロンドンのフィンチリーに設営された
テントを張りのセント・パンクラス
天然痘専門病院を描いた絵（1881年）

天然痘の息の根を完全に止めるまでに時間はかからなかった。

1959年に世界保健機関（WHO）はソビエト連邦代表の強い主張もあって、世界的な根絶キャンペーンを打ち出した。最初の取り組みは失敗に終わったが、1967年の改良プログラムが功を奏し、1970年代には南米、アジア、最終的にはアフリカでも天然痘は根絶された。

バングラデシュの3歳の女の子ラヒマ・バヌーが発症した1975年を最後に、2種類のウイルス株の中でも病原性の高い天然痘ウイルス大痘瘡型に自然感染した人間はいない。ラヒマは自宅に隔離され、自宅のドアの前では24時間の警備態勢が敷かれた。医療関係者たちが近隣の住居を訪問して予防接種を打ってまわり、天然痘患者の発生を報告した者には報奨金が出ることになった。天然痘ウイルス小痘瘡型の最後の患者はソマリアのアリ・マオ・マーランで、彼が天然痘に感染したのは1977年だった。

世界最後の天然痘の犠牲者となったのは、1978年に死亡したイギリス人女性ジャネット・パーカーだ。彼女はバーミンガム大学メディカルスクールで医療写真技師として働いていたが、勤務先のすぐ下の階にあった微生物学講座で天然痘ウイルスが扱われていた。感染経路は建物のダクトを経由した空気感染か、その微生物講座内で直接接触したのではないかと考えられている。

1980年、WHOは天然痘の世界的な根絶を宣言した。こうして天然痘は初めての、そして2018年の時点では唯一の、根絶に成功したヒトの感染症となった。

ところが、研究用に天然痘ウイルスを残したいという声が科学者たちの間から挙がった。天然痘ウイルスを保有する研究所は最初に4カ所までに絞られ、現在では米国のジョージア州アトランタにある米国疾病管理予防センター（CDC）とロシアのコルツォヴォにある国立ウイルス学・バイオテクノロジー研究センターの2カ所でしか保管が認められていない。

しかし一方で、保管中のウイルス株も破棄すべきだという意見もある。例えば、天然痘ウイルスが他のウイルス研究のモデルとなるから保有しておくという科学的な正当性よりも、リスクの方が問題だというわけだ。2014年にCDCは、米国メリーランド州ベセスダの国立衛生研究所の冷蔵庫に入っていた段ボール箱の中から、天然痘ウイルスが入った瓶が見つかったと発表している。

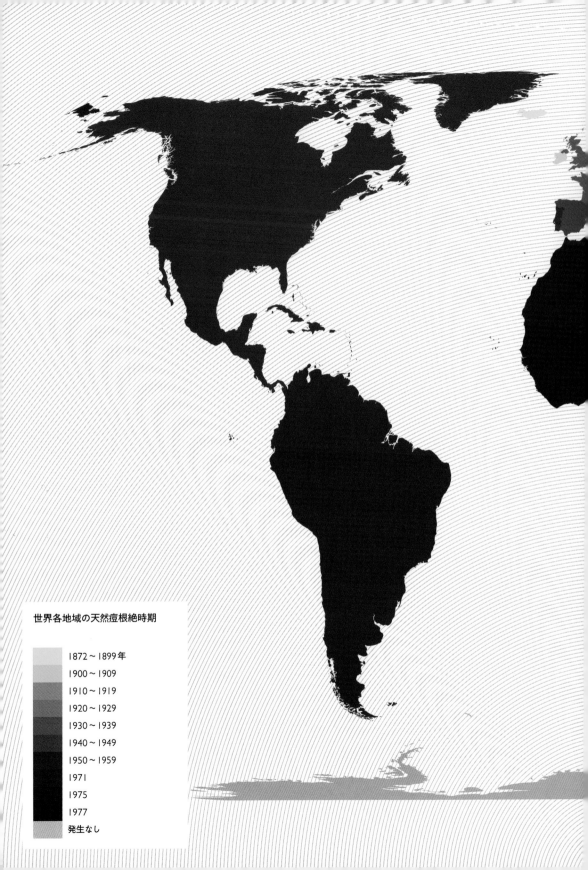

世界各地域の天然痘根絶時期

| | 1872～1899年 |
| | 1900～1909 |
| | 1910～1919 |
| | 1920～1929 |
| | 1930～1939 |
| | 1940～1949 |
| | 1950～1959 |
| | 1971 |
| | 1975 |
| | 1977 |
| | 発生なし |

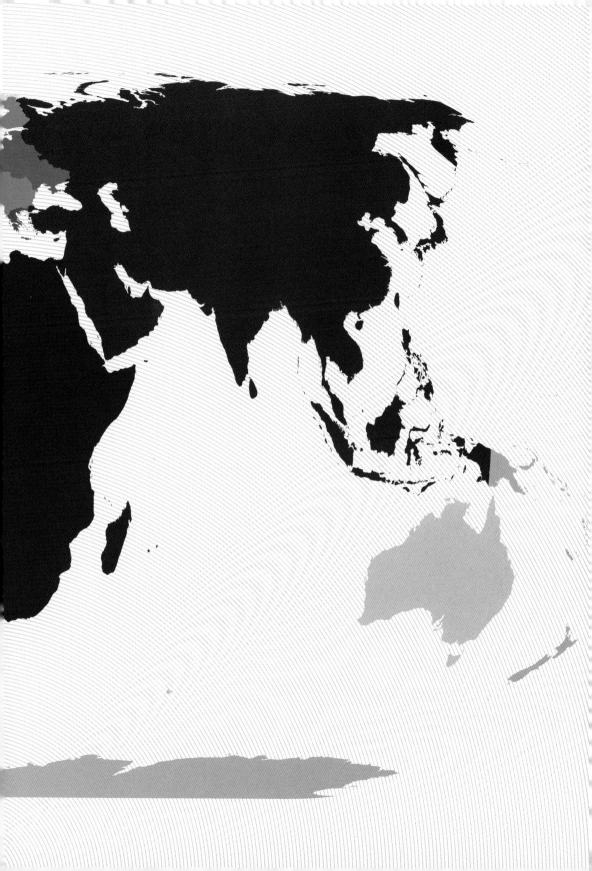

# 結核
<sub>けっ かく</sub>

‖‖‖‖‖‖‖‖‖‖‖‖

# Tuberculosis (TB)

**病原体** 結核菌（*Mycobacterium tuberculosis*）

**感染経路** 空気感染

**症状** 活動性肺結核：痰や喀血を伴う咳、胸の痛み、衰弱、体重減少、発熱、寝汗

**発生状況** 2016年には世界で630万人の新規感染者が報告され、180万人が死亡

**流行状況** 世界的に流行しているが、死亡は途上国に集中し、インド、パキスタン、ナイジェリアをはじめとする7カ国が全体の60%を占めている

**予防** 予防接種

**治療** 抗生物質が使用されるが、耐性菌も増えている

**グローバル戦略** 世界保健機関（WHO）は2030年までに死亡者数を90%、新規感染者数を80%減らすことを目指しており、流行国の人々が誰でも医療と社会的保護を受けられる環境の整備が必要だとしている

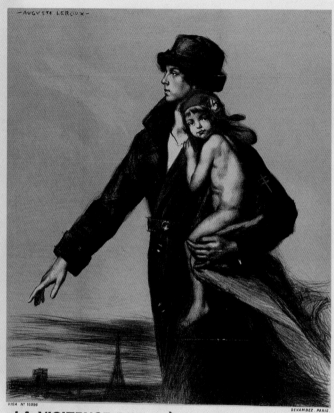

フランスでの結核予防・乳児死亡率低下運動の
ポスター（1918年）

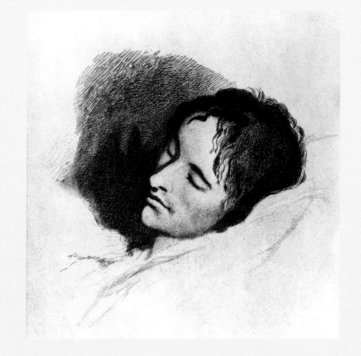

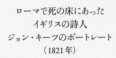
ローマで死の床にあった
イギリスの詩人
ジョン・キーツのポートレート
（1821年）

　ある日のこと、いつもより自分の顔色が青ざめて
いる気がした詩人のバイロン卿は、結核で死にたいものだとつぶやいた。そうすれば女性たちに「お気の毒なバイロン卿。死にゆく時もなんと魅力的なことでしょう」と言われることだろう。

　19世紀前半のヨーロッパでは、結核はファッションや好みにこだわる粋人がかかる死病として一種のステータスのようになっていた。それには症状も大きく関係していた。天然痘のように膿が詰まった膿疱ができることもなく、コレラのように便を垂れ流す心配もない。それごころか、高貴で悲劇的な雰囲気に包まれて次第に衰弱し、死を迎えられる。このようなイメージが芸術家や作家の創作欲を刺激するのか、有名なところではアレクサンドル・デュマ・フィスの小説で、ジュゼッペ・ベルディがオペラ化した有名な『椿姫』にも結核が登場している。あいにくバイロン卿が命を落としたのは結核ではなく、原

因不明の高熱により（マラリアではないかと思われる）ギリシャで死んだ。しかし、バイロン卿と同時代の詩人ジョン・キーツは25歳の若さで結核に倒れた。

　結核が広まるにつれて、この病気の現実も徐々に知られるようになった。1800年代半ばのヨーロッパでは死因の4分の1を結核が占めた。結核は職業や階級に関係なく誰もがかかる病気だったが、感染力が強く、どちらかといえばロマンチストの詩人よりも肉体労働者や洗濯女たちがかかることが多かった。

## 多くの名前を持つ病気

　結核とは、結核菌と呼ばれる細菌が引き起こす病気の総称だ。分泌腺、腎臓、骨、神経系など体の様々な部位に症状が出るが、肺が冒されることが多く、その場合は肺結核と呼ばれる。結核は日

本でも過去に労咳やポット病、脊椎カリエスといったいくつもの名前で呼ばれてきた。

「瘰癧」という言葉は、結核に関連した首のリンパ節の腫れを表すときに使われてきた（結核性頸部リンパ節炎とも呼ばれる）。昔から瘰癧は王が患部に触れれば治ると信じられていたため、「王の病」とも呼ばれていた。王や女王が患部に手をあてがう治療は11世紀のイングランド、エドワード懺悔王の時代に始まった。しかし、1714年にドイツ出身でプロテスタント派の信者だったジョージ1世がイギリス王として即位すると、この慣習は「あまりにもカトリック的だ」として取りやめられた。作家のサミュエル・ジョンソンは2歳の時にアン女王に触れてもらうために女王のもとに連れていかれ、さらに首の手術も受けたためひどい傷跡が残った。

結核菌を長期にわたって保有するのは主に人間だが、地域によっては牛、アナグマ、豚など人間以外の哺乳類が宿主になることもある。結核菌は自然環境では生きられないが、数千年の時間をかけて宿主に合わせた進化を遂げてきたのだろうと考えられている。ウシ型結核菌は主に牛に感染するが、感染した牛の乳を飲むことで人間も牛結核にかかることがある。

19世紀の医師たちは、ウシ型結核菌を使って人間の結核を予防できないものかと試行錯誤していた。彼らのお手本は、症状の弱い近縁種の牛痘を人間に感染させ、天然痘に対する免疫をつけさせるエドワード・ジェンナーの天然痘ワクチン（75ページを参照）だった。残念ながら、結核にはこのやり方は通用しなかった。牛結核は人間の結核と変わらないほど症状が重かったからだ。

## 骨に刻まれた歴史

歴史をさかのぼると、約9000年前の地中海東岸地方で暮らしていた人々が結核にかかっていた証拠が見つかっている。ここは初期の集落の一つで、農耕や牧畜が行われていた痕跡もあった。石器時代の人骨や5000年前のエジプトのミイラでも結核の痕が発見されており、古代ギリシャや古代中国にも様々な結核の記録が残っている。結核はアジアからベーリング海峡を渡った人々とともに新世界に運ばれたようだ。その証拠はやはり骨で、紀元前800年頃の北米と紀元後290年頃の南米のものだとされる、結核の痕跡が残る骨が見つかっている。

結核菌が存在しなければ結核にかかることはないが、結核菌が存在すれば必ず結核にかかるというわけではない。年齢、人口過密、劣悪な労働環境、栄養不足も影響する。結核は数千年にわたって人間を襲い続けてきたが、その真の恐ろしさを発揮して多数の犠牲者を出すようになったのは、都市部に人口が集中し、同じ空気を吸い、咳をし、唾を飛ばし合うようになってからのことだった。18世紀には世界各地で大規模な流行が発生し、イギリスや米国、イタリア、フランスなどの都市化と産業化が進んでいた国々では特に大きな被害が出た。

## 結核療養所の誕生

長きにわたり、医師たちは結核の原因と治療法を探し続けてきた。ようやく1882年にドイツの医師ロベルト・コッホが結核菌を発見し、ついに突破口が開けた。コッホはこの発見の発表講演で、科学者仲間に結核の恐ろしさを改めて伝えた。

人類に対する病気の重大性をその死者数で測るのであれば、結核は、ペストやコレラなどの最も恐れられてきた伝染病よりもはるかに重大性が高いとみなさねばならない（中略）人類の7人に1人は結核で命を落としているのだ。

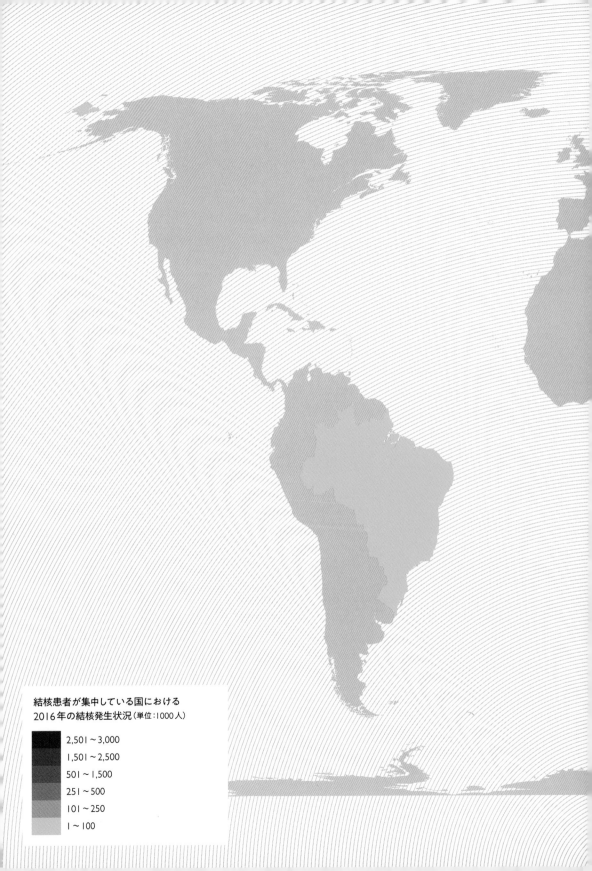

結核患者が集中している国における
2016年の結核発生状況（単位：1000人）

| | |
|---|---|
| ■ | 2,501～3,000 |
| ■ | 1,501～2,500 |
| ■ | 501～1,500 |
| ■ | 251～500 |
| ■ | 101～250 |
| ■ | 1～100 |

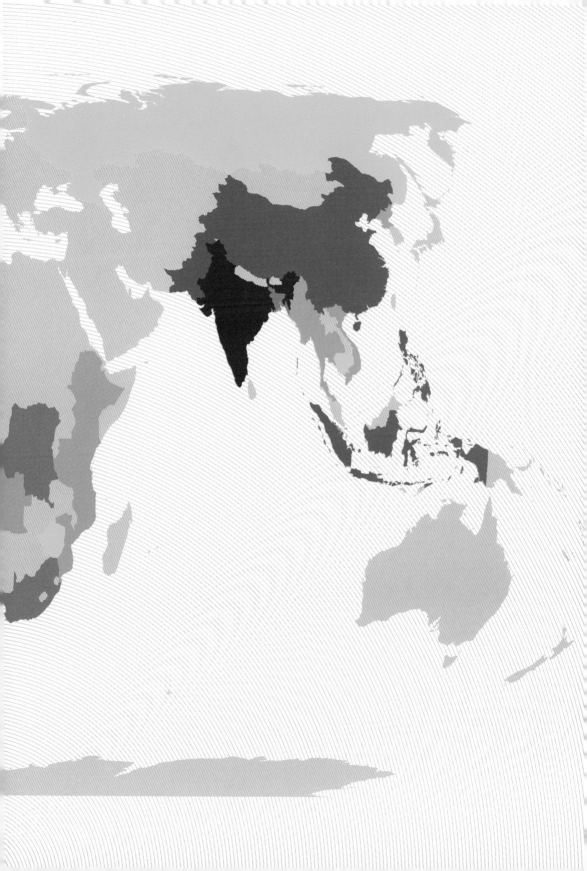

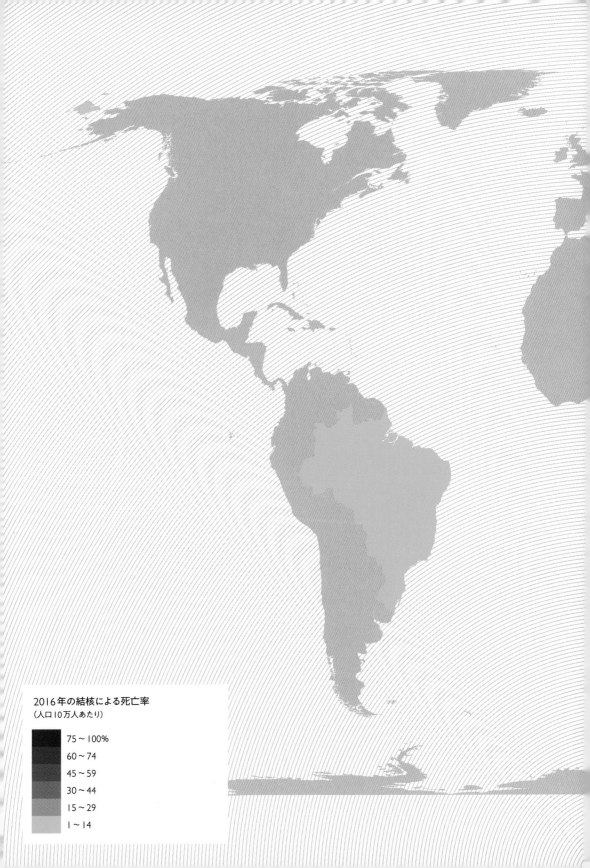

2016年の結核による死亡率
（人口10万人あたり）

75 ～ 100%
60 ～ 74
45 ～ 59
30 ～ 44
15 ～ 29
1 ～ 14

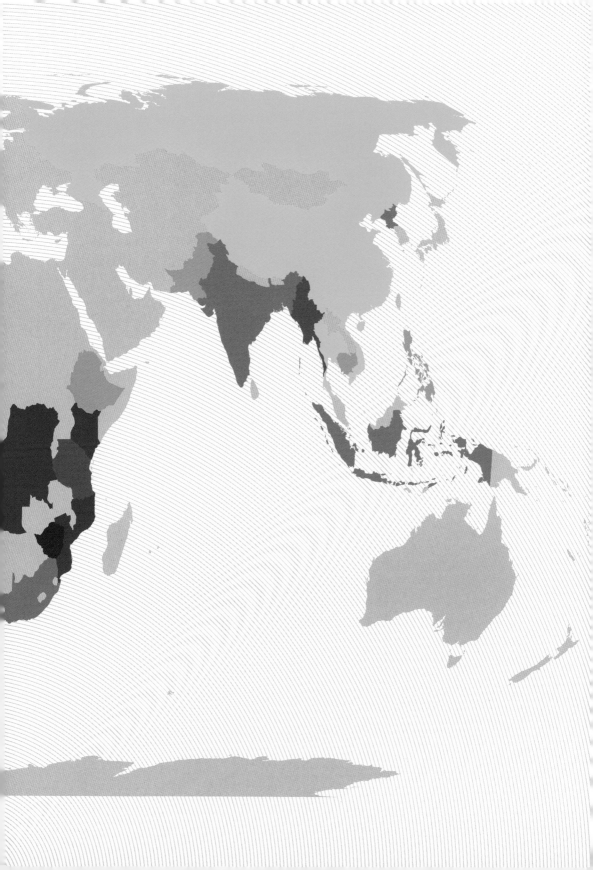

コッホが示唆したように、当時は結核が蔓延しており、結核にかかって誰かが死ぬのは当たり前のようになっていた。

一方で同じ頃、新しい治療法が広まりつつあった。医師たちは、結核患者の中に何もしなくても症状が消える患者がいること、中にはそのまま生涯にわたって再発せずにすむ患者までいることに気がついていた。どうしてそんなことが起こるのか、理由はまったくわからなかった。しかし、人間の体に結核を治す力が備わっているのだとしたら、健康的な生活を送ることで病気と闘えるように免疫力を高めれば効果が見込めるはずだ。必要なものは、体に良い食事、安静、適度な運動、そして何よりも新鮮な空気だろう。

そこで、20世紀の初めに結核療養所（サナトリウム）運動が始まった。患者はできるだけ空気が澄み切って乾燥した場所に立つ専門病院で数週間から数カ月間を過ごす。ヨーロッパではスイスのアルプスが人気の療養先になった。

最初のうちは、こうした療養ができるのは金持ちだけだった。スイスの病院の多くは、五つ星の高級ホテル並みのサービスと豪華な料理、各種の娯楽を備えた施設だった。イギリスに結核療養所が開設される頃になると、療養所はもっと基本的な治療だけを行うようになっていた。慈善団体の寄付によってまかなわれる、労働者を対象とした施設も現れた。ここでは、豪華な食事よりも教育が重視された。患者は1カ月程度を療養所で過ごし、その間に健康的な生活を送るための指導を受け、労働と安静の予定表、献立表、清潔を保つための注意事項を渡されて療養所を離れる。労働者階級の患者は下品で自堕落な生活を送ってきたせいで、みずから健康を損なったと思われていた様子がうかがえる。

裏庭がある療養所では、風通しのいい小屋を建ててスイスの病院の労働者版をどうやって作るかといった検討がなされた。それでも、ほとんどの貧しい患者たちは自宅に残るか、救貧院に送られ、回復か死のどちらかを待つしかなかった。

サナトリウム運動に続いて日光浴療法が提唱され、ここでも屋外で過ごす健康的な生活スタイルが重視された。スイスの医師オーギュスト・ロリエはアルプスでまったく新しいタイプの診療所を開設した。南側に面したバルコニー、壁はガラスの引き戸になっており、屋根は伸縮式という造りだ。毎朝、患者はベッドごとバルコニーに運ばれ、徐々に明るくなっていく太陽の日差しを浴びる。日光浴療法はまたたくまに大流行した。

## 予防方法

20世紀に入ると、先進国の結核は減少し始めたが、その理由は新鮮な空気や太陽の力ではなかった。まず、診断技術の進歩によって結核患者を早期に特定して隔離できるようになった。これで感染拡大に歯止めがかかった。活動性結核では症状が軽い時期が何カ月か続くため、診断が遅れると、治療を受けないままの患者が1年間で10〜15人に感染を広げてしまう恐れがあった。

人口過密の緩和策となる、大都市周辺のスラム街撤去計画も感染率の低下に貢献した。牛乳が加熱殺菌処理されるようになったことや、ウシ型結核菌に感染した牛が処分されるようになったことで、牛結核の発生も減少した。

しかし結核の感染率が下がった最大の理由は、ワクチンが開発され、抗生物質という優れた効果を発揮する治療薬が登場したことだった。ただ、BCGと呼ばれるワクチンの効果については今も疑問視する声がある。

2014年、世界保健機関（WHO）は2035年までに結核による死者を95%、新規患者の発生を90%減らすための戦略を公表した。結核は今なお世界

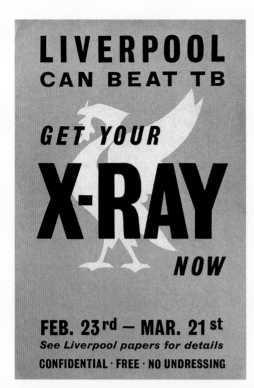

イギリスのリバプールで行われた結核早期発見のための
X線検査受診運動のポスター（1960年頃）

中で発生しているが、先進国での新規患者数は急
激に減っている。それでも依然として結核は世界の
死因のトップ10に入る病気で、2016年には170万
人の患者が亡くなった。この95％以上が途上国に
集中し、インド、パキスタン、ナイジェリアをはじめ
とする7カ国が全体の64％を占める。

　また、結核はHIV患者の最大の敵でもある。結
核患者に治療を行わない場合45％が死亡するが、
HIV陽性の患者では死亡率はほぼ100％にまでは
ね上がる。

　結核に感染したからといって、全員が発病する
わけではない。2017年の時点で、世界の人口の約
25％が結核に潜伏感染している。潜伏感染とは、
感染したものの発病には至らず、誰かに感染させ
る心配もない状態だ。しかし、潜伏感染者の5〜

15％は生涯のうちに活動性結核を発症する恐れが
ある。特にHIV陽性者や低栄養の人、喫煙者など
はリスクが高い。

　結核という病気を鎮圧するための戦いは、結核
が比較的まれにしか発生しない国でも続いている。
2013年にイギリス政府は、牛結核を拡大させた犯
人と目されるアナグマの駆除を開始した。動物愛
護団体はこの政策に激しく反対し、その効果をめぐ
って専門家の意見も真っ二つに割れている。しか
し計画は続行され、2017年度にはイギリス全土で
1万9274頭のアナグマが駆除された。

　科学が大きく進歩したことで、この20世紀には、
かつて猛威を振るった結核を押さえ込むことに成
功したように思われたが、新たな脅威が現れてい
る。それが多剤耐性結核菌だ。結核に高い効果を
発揮し、治療で第一に選択される薬剤に対して耐
性を持つ結核菌が現れたのだ。この新しい結核
菌に感染した患者は2016年には60万人を超え、
そのうち49万人が感染した結核菌は複数の薬剤
に対する耐性を持っていた。WHOは、これは公
衆衛生上の重大な危機であり、人類の健康に対す
る脅威だとしている。

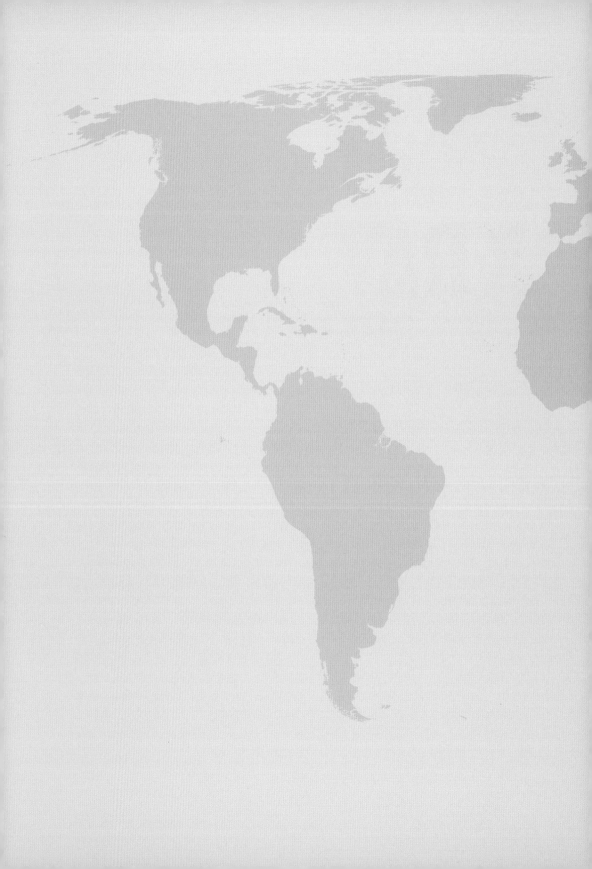

# WATERBORNE

水系感染症

# コレラ

|||||||||||||||||

# Cholera

病原体　コレラ菌（*Vibrio cholerae*）

感染経路　主にコレラ菌に汚染された飲料水から感染

症状　激しい下痢、吐き気、嘔吐、腹部痙攣、筋肉の痙攣

発生状況　全世界で毎年130〜400万人が感染し、2万1000〜14万3000人が死亡していると推定される

流行状況　2016年にハイチ、コンゴ民主共和国、ソマリア、タンザニア連邦共和国、イエメンで大規模な流行が発生。先進国での発生はほとんど見られない

予防　安全な飲料水の供給と下水設備の整備。流行地域では経口ワクチンの投与

治療　軽症の場合は経口補水液、重症患者には点滴による輸液と抗生物質投与による治療を速やかに行う

グローバル戦略　世界保健機関（WHO）は2030年までにコレラによる死者の90%減を目標にしている。専門治療センターの設立、安全な飲料水が手に入るような環境整備、下水や汚物処理施設の整備、衛生状態と食の安全性の向上、情報公開などを戦略として掲げている

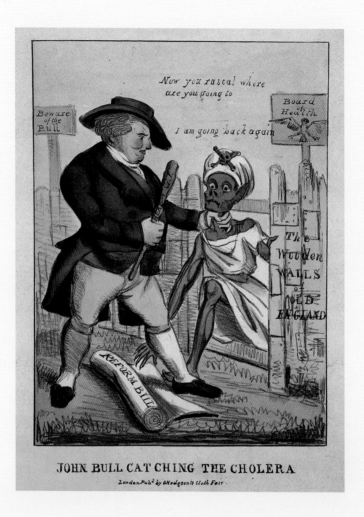

イギリスを擬人化したジョン・ブルが、コレラの侵入から
国を守ろうとしている場面を描いた風刺石版画（1832年頃）

ごうやらコレラは何百年も昔からインドにあった
ようだ。古代インドの書物にはほぼ間違いなくコレ
ラと思われる疫病の記述がある。16世紀にインド
に植民地があったポルトガル人も似た症状を示す
謎の病気について記録を残している。しかし、コレ
ラが病気として特定され、感染拡大のメカニズム
がわかってきたのは19世紀に入ってからだ。当時、
コレラは世界中に大きな被害をもたらし、数百万人
の死者を出していた。

## 南アジア発の伝染病

　この伝染病が最初に現れたのは、ベンガル湾に
面したガンジス川デルタ地帯に位置するスンダル
バンの森林だった。おそらく、コレラ菌はここで数
千年の時間をかけ変異を続けていたのだろう。コ
レラ菌は沿岸部や汽水域に生息し、貝類や甲殻
類が感染源になることがある。

　だが、1800年代初めにイギリスがインドに新た
な交易ルートを開拓し、南アジアに出入りするよう
になると、コレラ菌ももともとの生息地の外に運ば

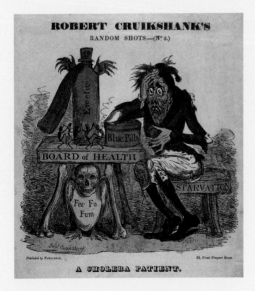

治療法を試すコレラ患者を描いた戯画（1832年頃）

れることになった。インドでの大流行を皮切りに、
幾度かの大流行を繰り返しながら全世界へと広
がっていく。1817年8月、イギリス政府はスンダル
バンから「悪い病気」の報告を受けた。その病気の
せいで1日に20〜30人が亡くなっているというの
だ。その後の数週間で1万人が命を落とした。病
気はさらにインドの東西に広がり、ネパール、アフ
ガニスタン、イラン、イラク、オマーン、タイ、ビルマ、
中国、日本でも流行した。

　コレラの勢いは、2度目の大流行が始まった
1826年になっても衰えなかった。発生源は今回も
ガンジス川デルタ地帯で、再び短期間で感染が拡
大した。今回は以前流行した場所ばかりでなく、
米国、ヨーロッパ、エジプトにまで飛び火した。カ
イロとアレキサンドリアだけで、24時間のうちに3万
3000人の死者が出たと記録されている。

　1831年頃には、ロシアのモスクワで流行し、カス
ピ海の北にある国際的な交易都市アストラハンを
壊滅的な状態に追い込んだ。その後、ついにヨー
ロッパ側のサンクトペテルブルクに到達し、ポーラ
ンド、ブルガリア、ラトビア、ドイツへと拡大した。イ
ギリスは不安とともに事の推移を見守っていたが、
コレラはドイツのバルト海沿岸から北海を渡り、
1831年秋にはイングランドの港湾都市サンダー
ランドに出現した。それから70年間にわたって、世
界中で立て続けに流行を繰り返し、あらゆる大陸
のおびただしい人命が奪われた。

## 答えを追い求めて

　コレラが初めてヨーロッパに現れた1820年代
の終わり頃から、先進国ではこの伝染病を注視し
ていた。ロシア、フランス、イギリスの医師たちは事

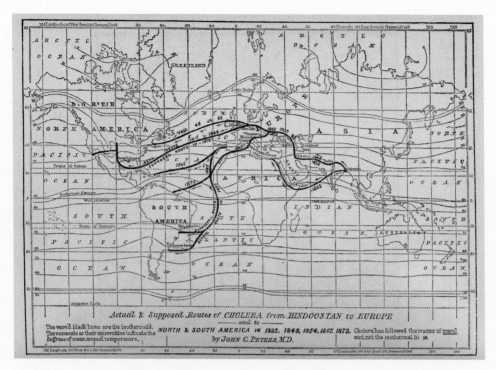

19世紀にインドからヨーロッパや南北アメリカ大陸へとコレラが伝わった
実際の経路および推定される経路を示す地図

態の緊急性を認識してコレラの研究に着手し、ロシア当局はコレラについて優れた論文を書いた者に2万5000ルーブル（現在の750万円前後に相当）の賞金を出すことにした。だが、結局は解明の難しさが証明されただけだった。

　後から考えれば、コレラが人から人へと伝染する病気だということは明らかだったはずだ。コレラは着実に交易ルートに沿って広がり、新しい地域に出現するのは、感染地域から誰かがやってきた後に限られていた。だが、19世紀に入ってからも、感染経路をめぐっては激論が繰り広げられていた。コレラはあっという間に広がって大勢の人間を死亡させる。次から次に現れては、一夜のうちに数十人から数百人の患者を出して消えるにもかかわらず、

わずか数日後にはまったく無関係に見える何マイルも先の地域で再び流行する。こんな病気は他になかった。

　19世紀の半ば、ヨーロッパではほとんどの伝染病の原因は瘴気だと考えられていた。瘴気とは腐った有機物から放たれる悪臭のことだが、このような悪臭が発生する場所は衛生環境が悪く、病気になりやすいのは当然と言える。1846年、イギリスの社会改革運動家のエドウィン・チャドウィックは議会で「あらゆる臭いは病なり」と発言した。瘴気説は単なる仮説に過ぎなかったが、証明された学説であるかのように考える人々が出てきて、支持派と反対派の間で論争が始まった。ここで問題になったのは、悪い空気が広い地域を汚染するのだとし

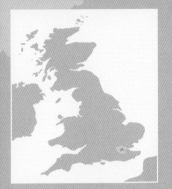

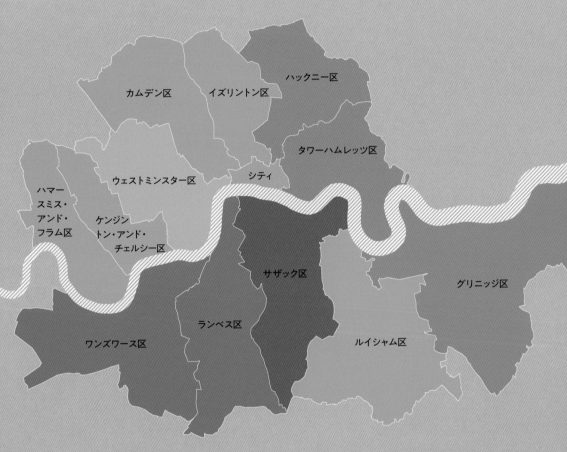

カムデン区

イズリントン区

ハックニー区

タワーハムレッツ区

ウェストミンスター区

シティ

ハマー
スミス・
アンド・
フラム区

ケンジン
トン・アンド・
チェルシー区

サザック区

グリニッジ区

ランベス区

ワンズワース区

ルイシャム区

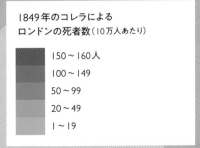

1849年のコレラによる
ロンドンの死者数（10万人あたり）

150～160人

100～149

50～99

20～49

1～19

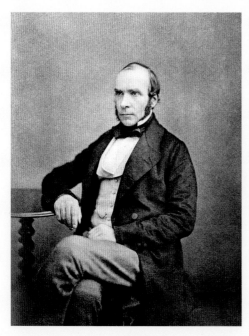
ジョン・スノウ医師（1856年）

たら、なぜ病気になる人とならない人がいるのかという点だった。

コレラについて諸説が入り乱れ、患者の体には過剰に炭素がたまっていたという説もささやかれた。コレラにかからないようにするために、寝室のドアを開けて眠る、タバコや大麻を吸う、野菜、サラダ、ピクルスを食べない、ガッタパーチャ（樹液から作るゴム状の樹脂）でできた靴を履くといった予防法が提唱された。

コレラによって大きな被害をこうむるのはたいてい貧困層だった。不衛生な生活環境で過重労働と栄養不良に悩まされていた彼らは、被害者であるにもかかわらず、飲酒や放埒な生活のせいで病気を招いていると非難されることが少なくなかった。実際のところ、コレラは貧富に関わらず牙を剝いた。1848〜49年のロンドンでは大流行が2回あった

が、そのうち1回は社会的地位に恵まれた中流階級が多い地区で発生し、もう1回はチャールズ・ディケンズの小説に出てきそうな児童養護施設で起こった。貧困層への非難は的外れだったわけだ。

1854年にイギリスが3回目の流行に苦しめられている間に、ロンドンで孤軍奮闘する医師が画期的な大発見をしていた。医師ジョン・スノウがコレラの感染地図を完成させたのだ。地図はコレラの謎を解くだけにとどまらず、疫学の基礎を築き、現在も感染症の拡大状況を調べるために欠かせないものとなっている。ただし、彼の理論が認められるまでには年月を要した。

## 感染源は飲料水

ジョン・スノウはこの革命的な感染地図によって、コレラの感染経路は飲料水に混入した下水だと結論付けたのだ。一見ランダムに発生しているように見えたコレラの流行は、実は感染地域から誰かがやってきた後に限られているとスノウは指摘し、飲料水が感染源だと考えれば、同時に多数の感染者が出るコレラ流行の謎が説明できるとした。

1848〜49年の大流行では、ロンドン南部に大きな被害が出た。この地域の家庭に飲み水を供給していた水道会社は、ランベス社とサザック・ボクソール社の2社だった。2社の取水地はともにロンドンのテムズ川で、隣接する場所に市街から出る下水の汚物がそのまま捨てられていた。テムズ川からポンプでくみ上げられた水道水は、ろ過などの処理をまったくされずに各家庭に送られた。1852年にランベス社は郊外のテムズ・ディットンに取水地を移し、汚物が混入する心配はなくなったが、サザック・ボクソール社はそのまま同じ場所で取水を続けていた。

1854〜55年のコレラ流行時に、スノウは自分の理論を証明する方法を思いついた。同じ地域の感

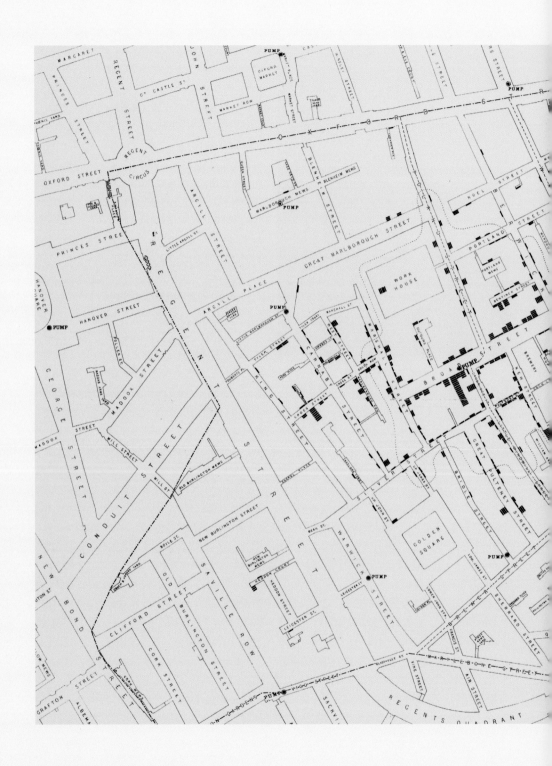

水系感染症

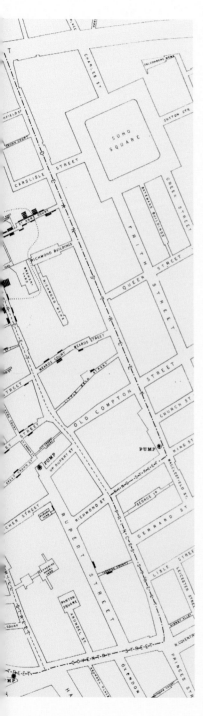

染者数を1848年と1854〜55年で比べようというのだ。1848年時点で2社の取水地は同じだが、1854〜55年ではランベス社の取水地が違う。もしスノウの説が正しければ、1848年の時点で2社の利用者がコレラに感染する確率は同じだが、ランベス社がきれいな水を供給するようになってからはその比率が減っているはずだ。

　彼は足を使った調査に乗り出した。死者の出た家庭が記された住所録を手に、まるで犯罪捜査をする探偵のようにロンドン南部の家を尋ねて回った。質問は「お宅の飲み水はどちらの会社を利用していますか？」

　結果は明白だった。1848年に2社の水道を利用していた家庭でコレラによる死者の割合に差はなかったが、1854年にサザック・ボクソール社の水を飲んでいた家庭の死者発生率は、きれいなランベス社の水を飲んでいた家庭に比べて8〜9倍も高かったのだ。スノウの調査は「大実験」と呼ばれ、感染症がどのように広がるかを調べる、最初の大規模な疫学調査となった。

## 死の市街地図

　スノウは調査結果の発表準備を進めているうちに、ロンドンのウエストエンドで起こったある出来事に気がついた。1854年8月31日の夜に、数本の小道沿いに住むソーホー地区の200人が同時にコレラで倒れていたのだ。10日後までの総死者数は500人に達し、さらに増え続けていた。再びスノウはコレラ患者が出た地区に向かい、周辺の家庭を訪ね歩き、どこの家で何人の死者が出たかという数字を集めて回った。ここでスノウが用いたの

1854年にジョン・スノウが作成した、伝説のソーホー地区ブロードストリート周辺のコレラの感染地図

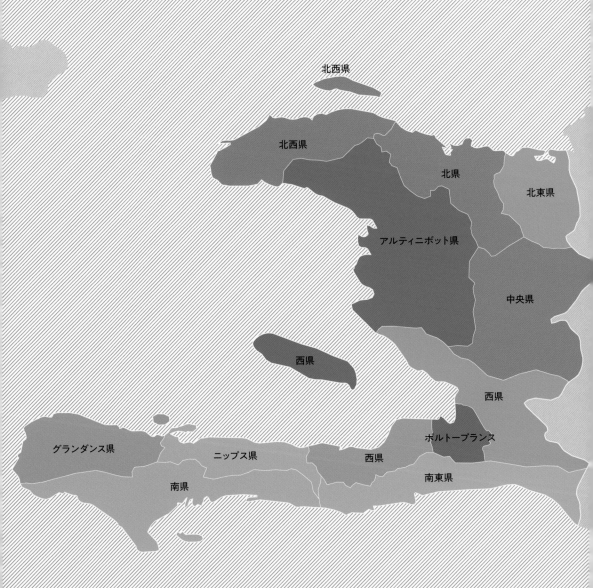

北西県

北西県

北県

北東県

アルティニボット県

中央県

西県

西県

グランダンス県

ニップス県

西県

ポルトープランス

南県

南東県

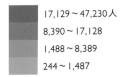

2010年10月～2011年1月に
ハイチで報告されたコレラの患者数

17,129 ～ 47,230人
8,390 ～ 17,128
1,488 ～ 8,389
244 ～ 1,487

は、現在でも感染症の拡大状況を追跡するために使われる手法だ。市街地図を広げ、死者が出た家の場所に印をつけ、死者1人につき1本の線を引いた。

死者はブロードストリートの周辺に集中しており、ほとんどの家で死者を示す線が黒いブロックのように積み重なった。そして、流行の中心にあったのは、ブロードストリートのポンプ井戸だった。別の井戸を利用していると思われる地域では、死亡者は少ないか、まったく死者が出ていなかった。

スノウは自説に合わないように見える少数の例外についても説明を試みた。ポンプ井戸のすぐ向かいにあるライオン・ビール醸造所では70人の男たちが働いていたが、全員が無事だった。醸造所で働く人々はビールを無料で飲めるという役得にあずかっていたことが判明した。つまり、彼らはポンプ井戸の水を一切飲んでいなかったのだ。さらに、地区の救貧院には450人が収容されていたが、こちらも誰もコレラにかからなかった。救貧院には自前の給水設備があり、問題の井戸を使っていなかった。

## コレラの現状

19世紀後半になると下水道の整備が進み、安全な飲料水が供給されるようになった。先進国ではコレラはほとんど姿を消し、世界的なコレラの大流行は過去のものとなっていった。しかし、衛生状態が悪くコレラが風土病となっている国で、自然災害や戦争などでインフラの機能が失われると、現在でもコレラは脅威となる。

1961年にやや毒性が弱い新種のEl Tor型コレラ菌による流行がインドネシアで発生した。その後、バングラデシュ、インド、中東、北アフリカに拡大し、1973年にはイタリアにまで到達した。1990年代と2000年代には多数の死者を出す流行が繰り返され、コンゴ民主共和国やイラク、ジンバブエ、ナイジェリアで数万人が死亡した。

2010年10月には、この100年間で初めてハイチでコレラが確認された。同年1月に発生した大規模な地震が脆弱なインフラを壊滅させ、家を失った数十万人がぎゅうぎゅう詰めのキャンプで過ごすことになった。この時の流行は近年では類を見ない最悪の規模となった。感染者は70万人を超え、9000人の死者を出した。

それ以降はコレラの発生件数は減り続けているが、カリブ海地域、南米、中東、南アジア、アフリカ、東アジア、イエメン、ソマリアなどで深刻な流行が続いている。2017年の上半期には7623人の新規感染者が報告され、70人が亡くなった。現在では抗生物質と経口輸液療法（特定の組成の輸液水を患者に飲ます）で治療できるが、効果を得るにはできるだけ早く治療を開始しなければならない。

2017年に、世界保健機関（WHO）はコレラの死者数を2030年までに90%減らすための戦略を公表した。コレラを抑え込むためには、適切な衛生管理が大切だ。一方、高い効果が実証されている経口ワクチンが、2018年までの5年間で、過去に流行があった地域や人道危機に直面している地域、そもそも風土的にコレラが流行しやすい「ホットスポット」に住む1500万人に投与された。

WHOはコレラを公衆衛生上の世界的な脅威と位置付けるのみならず、社会の発展を見分ける指標とも考えている。コレラ流行の秘密が明かされたのは150年も前のことだが、コレラ制圧までの道のりはまだ遠い。

# 赤痢

せき り

|||||||||||||||||||

# Dysentery

| 病原体 | 細菌性赤痢：赤痢菌<br>アメーバ赤痢：単細胞寄生虫の赤痢アメーバ（*Entamoeba histolytica*） |
|---|---|
| 感染経路 | 主に病原体に汚染された食物や水から感染するが、感染者の排泄物を介して感染する場合もある |
| 症状 | 主な症状は血液や粘液、膿が混じった水様便。発熱や悪寒、腹痛、体重減少などを伴う |
| 発生状況 | 赤痢菌による細菌性赤痢は、世界で年間1億6500万人の重症者を出していると推定 |
| 流行状況 | 細菌性赤痢とアメーバ赤痢は世界各地で風土病となっている |
| 予防 | きれいな水、良好な衛生環境、手洗いの励行などの衛生習慣の改善 |
| 治療 | 細菌性赤痢には抗生物質、アメーバ赤痢には抗寄生虫薬。下痢によって体内から失われた水分と塩分の補給 |
| グローバル戦略 | きれいな水の供給、衛生環境の向上と衛生習慣の励行 |

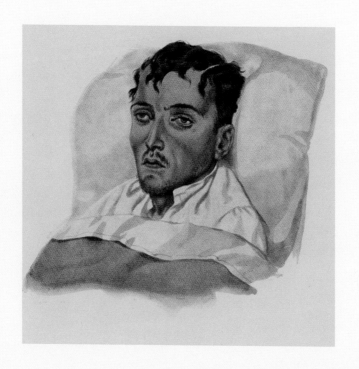

伝染病に関するドイツの出版物に掲載された、
赤痢に冒された兵士の図（1929年）

19世紀の医学史家チャールズ・クレイトンによれば、中世の十字軍が真の敗北を喫した相手は「三日月刀を持ったサラセン軍ではなく、赤痢をはじめとする伝染病をもたらす細菌」だったという。クレイトンの説の真偽は定かではないが、昔から赤痢は軍隊に大きな打撃を与えてきたため、「第五列（本来味方であるはずの集団の中で敵方に味方する人々の意）」や「内なる敵」と呼ばれてきた。

## 戦場での蔓延

　1812年のナポレオンによるロシア遠征の時も、フランス側で赤痢や発疹チフスが流行し、数千人の兵士が命を落として遠征の失敗につながったと言われている。1861〜65年の南北戦争でも、赤痢は北軍で4万5000人、南軍で5万人の死者を出したと思われる。1853〜56年のクリミア戦争ではコレラと同時に赤痢が兵士たちの間に蔓延した。1854年にフローレンス・ナイチンゲールらの看護団が戦場に到着した時には、恐ろしいことに2000人の赤痢患者が一つの病院に集められ、不衛生な状態で回復か死を待つばかりの状態で放置されていた。

　20世紀に入ってからも、1914〜18年の第一次世界大戦でやはり赤痢が流行した。戦争と赤痢の関係は古く、紀元前480年頃、ペルシャがギリシャに侵攻したペルシャ戦争の時代からあったようだ。正確な死者数はわからないが、戦争中に数十万人の兵士たちが病気で命を落としたと考えられており、その病気は赤痢かペストだったというのが歴史学者たちの意見だ。

　権力や地位など意に介さず、赤痢は代々のイングランド王をも襲ってきた。1216年にイングランド東部の戦いに出たジョン王を死に追いやり、1307年にスコットランドと戦っていたエドワード1世の命を奪った。百年戦争のさなかの1422年には、ヘンリー5世がパリ郊外のバンセンヌ城で明らかに赤痢と思われる病気で死亡した。エリザベス1世の時代にスペインの無敵艦隊を打ち破ったフランシス・ドレーク卿も赤痢で命を落とした1人で、1596年1月にパナマのポルトベローの沖に停泊していた船で死んだ。ドレークは船室に閉じこもって、激しい下痢を訴えていた。

　アイルランドの農村部では、昔から赤痢が風土病となっていたようだ。17世紀イングランドの学者アンソニー・ウッドは、オリバー・クロムウェルのアイルランド遠征に従軍した兄弟のトーマスが、1649年に「赤痢と呼ばれる風土病で生涯を閉じた」と書いている。17世紀イギリスを代表する医師トーマス・シデナムも「アイルランドの風土病赤痢」についての記述を残している。歴史をさらにさかのぼると、のちのジョン王を伴って1185年にアイルランドへの軍事遠征に出た聖職者で歴史家のジェラルド・オブ・ウェールズも「アイルランドの風土病」に言及している。

　クロムウェルの軍隊は1655年にカリブ海地域の一部の植民地化を試みるも、再び赤痢とおぼしき病に襲われた。イギリス艦隊が4月にサントドミンゴに到着してまもなく、彼らは「激しい下痢に悩まされ、具合が悪くなり、死者も出て、数百人が途中で脱落した」。2週間後の文書には次のような報告がある。「雨がひどくなり、兵士たちは弱り、下痢で死んだ者もいる」。こうして作戦は中止された。

## 弱者の病気

　他の多くの伝染病と同様に、赤痢も栄養状態が悪い人々がかかることが多い。赤痢は通常は汚染された食物や水を介して感染する。時にはハエが媒介したり、患者の排泄物からうつったりする可能性もある。このため、予防には手洗いが欠かせない。人が過剰に集中し、衛生状態が悪い場所ではす

ぐに感染が広がるため、難民キャンプや福祉施設、戦場の野営地など狭く不衛生な空間では感染のリスクはきわめて高くなる。包囲戦などは、包囲する側にとっても包囲される側にとっても特に危険が大きい。

17〜18世紀の奴隷船は特に環境が劣悪で、赤痢や他の伝染病にまつわるおぞましい話がいくつも残っている。1664年にはカリブ海の島、バルバドスからこんな報告が上がっている。

奴隷の間で大量の死者が出た。王立アフリカ会社(イギリスが奴隷貿易を目的に設立した会社)の医師は、病人や衰弱した者をみな一緒に閉じ込めていたために悪性のジステンパーにやられたに違いないと断言した。

奴隷たちの状態はあまりにひどく、買い手はほとんどつかなかった。船医のフィリップ・フシエーレは「20人を安い値段で買い取った」が、1人として生き延びた者はいなかったという。

1672年のジャマイカからの別の報告では、3カ月の航海を終えて入港したばかりの船から奴隷を買った、ジェームズ・タラーズという船長の話として、「ほぼ全員が飢えと赤痢に苦しんでおり、船長はカビの生えたトウモロコシ以外に奴隷たちにほとんど食べ物を与えていなかった」とある。しかし、それだけでは状況の説明がつかず、報告書には次のような意見が付け加えられていた。「これほど大勢が命を落としたからには、何か尋常ではないことがあったに違いない」

赤痢の流行はこのような限られた場所だけではなく、一般社会にも広がっていた。1840年代にアイルランドで起こったジャガイモ飢饉の間には、赤痢と発疹チフスが貧しい人々の間で蔓延し、飢餓赤痢と呼ばれるようになった。19世紀後半に牛乳を飲む習慣が広まり始めると、赤痢が流行した。加

熱殺菌されていない牛乳は赤痢菌の格好の温床となり、赤痢の主因の一つになった。

トーマス・シデナムもロンドンの赤痢について書いている。1669年には10年間で最悪の流行があったという。1658年以降のロンドンの死亡統計表では赤痢による死亡が際立っており、「腹痛」の項に死因として記載されている。

## 腸の病気

赤痢の英語名dysenteryは、ギリシャ語で「悪い腸」を意味するdysentraに由来する。これは腸の炎症や細胞壊死などを引き起こす病気を総称する言葉だ。血や粘液が混じった下痢が症状として表れ、世界保健機関(WHO)は「はっきりとわかる鮮血が混じった軟便または水様便を伴う下痢症」と定義している。治療をしなくても自然に治癒する軽症もあるが、命を落とすこともある。

赤痢は大きく分けて2種類のタイプがある。一つは赤痢菌によって引き起こされる細菌性赤痢で、西洋諸国で一般的な赤痢はこちらだ。もう一つのアメーバ赤痢は、赤痢アメーバと呼ばれる単細胞寄生虫が原因で、主に熱帯地域で発生する。アメーバ赤痢は、感染者のほとんどが無症状だが、血性下痢、倦怠感、体重減少、場合によっては発熱などの症状が表れることがある。アメーバは腸以外の臓器(たいていは肝臓)にも広がり、腫瘍ができることもあるが、死に至ることはめったにない。例外はHIV患者がアメーバ赤痢にかかった場合で、重篤な症状を引き起こすことがある。

志賀赤痢菌1型は最も重症化しやすく、流行の原因となる細菌だ。日本で赤痢が大流行していた1897年に細菌学者の志賀潔が発見したことでこの名が付いた。実際、19世紀末の日本では赤痢がよく流行した。1897年には半年の間に9万1000人以上の患者が出て、2万人が亡くなった。

## ヨーロッパ生まれの赤痢菌

　赤痢は熱帯地方からヨーロッパに入ってきたと長らく考えられていた。しかし、2016年に世界中から集めた300種類以上の赤痢菌の研究結果から、症状が最も重篤で地域的な大流行を引き起こす志賀赤痢菌1型は、ヨーロッパで誕生した可能性が高いことが明らかになった。この赤痢菌は19世紀の終わりに出現し、世界中に広がったようだ。おそらくは、移民労働者たちによって米国へ、植民地への入植者たちによってアフリカ、アジア、中米へと運ばれたのだろう。

　現在、赤痢は世界各地で風土病となっている。毎年およそ1億6500万人の重症患者が発生し、100万人以上が死亡していると考えられている。患者の大多数は途上国で発生しており、5歳未満の子供たちが犠牲になっている。アメーバ赤痢も世界中で報告されているが、衛生状態が悪い地域で発生しやすく、特に熱帯地域に多い。

　1960年代後半以降は、サハラ以南のアフリカ、中米、南アジア、東南アジアの、政変や自然災害が起こった地域で流行してきた。1994年のルワンダ虐殺では、ザイールに逃れた難民のうち約2万人が最初の1カ月で赤痢により死亡した。

　米国では毎年50万人前後の赤痢患者が発生している。2010年の流行ではシカゴ近郊の小さな町で328人の患者が出た。感染源は地元のファストフード店で働く2人の店員だった。

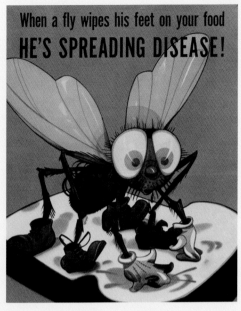

When a fly wipes his feet on your food
**HE'S SPREADING DISEASE!**

ハエと伝染病の拡大に注意を呼びかける
米国の公衆衛生啓発ポスター（1944年）

　他の感染症にも共通することだが、最近では薬剤耐性菌の出現が懸念されている。ルワンダの難民の間で流行した赤痢菌は、これまで使われてきた一般的な抗生物質すべてに耐性があることがわかった。抗生物質への耐性を持つ菌は現在では珍しくなく、その場合は別の薬を選択することになる。だが、最近では新しい薬にも耐性を持った新種の菌が増えてきている。赤痢菌は驚くほどの勢いで耐性を獲得しているのだ。

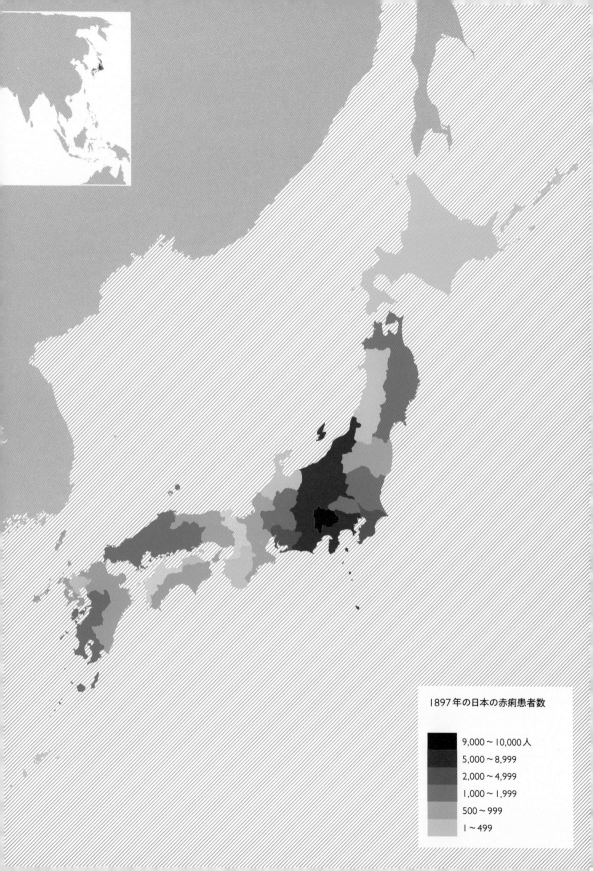

1897年の日本の赤痢患者数

9,000～10,000人
5,000～8,999
2,000～4,999
1,000～1,999
500～999
1～499

# 腸チフス

ııııııııııııııı

# Typhoid

| | |
|---|---|
| 病原体 | サルモネラ属のチフス菌 (*Salmonella enterica* Typhi) |
| 感染経路 | チフス菌で汚染された食物や水 |
| 症状 | 発熱、倦怠感、頭痛、吐き気、腹痛、便秘または下痢、それらに加えて発疹が出る場合もある |
| 発生状況 | 全世界で年間に推定1100〜2000万人が感染し、12万8000〜16万1000人が死亡 |
| 流行状況 | 世界的に流行しているが、主にアフリカ、北米、南米、東南アジア、西太平洋地域で流行 |
| 予防 | 予防接種、きれいな水の供給、良好な衛生環境、食品衛生 |
| 治療 | 抗生物質が使用されるが、耐性菌も増えている |
| グローバル戦略 | 腸チフスが風土病になっている地域の子供たちが2019年から定期接種を受けられるようにするため、8500万ドルの予算が確保されている |

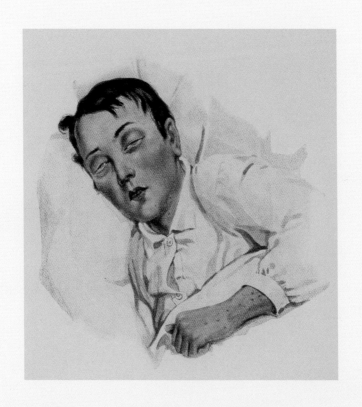

伝染病に関するドイツの出版物に掲載された、
腸チフスに冒された男性の図（1929年）

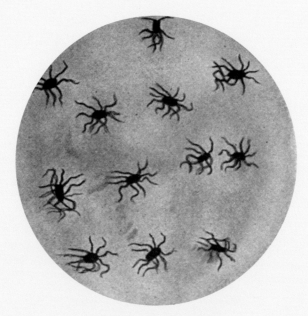

チフス熱を引き起こすチフス菌の図

1900年4月28日の夜、いちじるしく体調を崩した数百人のイギリス兵が体を横たえていた。その多くは死の淵にいた。周囲の状況が彼らをいっそう惨めにした。6人用テントに10人が押し込められ、地面に防水シートを敷いただけの状態で1枚の毛布以外は何もない者もいた。南アフリカ戦争の真っただ中のその夜に、中部の都市ブルームフォンテーンに設営された急ごしらえの野戦病院では、収容されている2291人の患者のうち873人がチフス熱に苦しんでいた。

ブルームフォンテーンでの流行の規模は定かではないが、数千人が死亡したことは間違いない。十分な手当てを受けられず命を落とした兵士もいた。野戦病院を視察した政府委員たちの耳には衝撃的な証言がいくつも飛び込んできた。下院議員ウィリアム・バーデット＝クーツは兵士たちがチフス熱で「虫けらのように死んでいった」と話した。

## 複雑にからみ合う歴史

腸チフスとパラチフスは、まとめてチフスと呼ばれる。この病気は、人間とともに歩んできた長い歴史があると考えられている。だが、その症状ゆえに、腸チフスの歴史を正確にたどることは難しい。発熱、衰弱、腹痛、頭痛、便秘または下痢、食欲減退といった主な症状が、他の腸管感染症と共通するからだ。紀元前5世紀のギリシャの医師ヒポクラテスの著書に腸チフスらしき病気の記述があり、またローマ帝国の初代皇帝アウグストゥスが腸チフスと思われる熱病を治療するために冷水浴をしたという記録も残っているが、これらが本当に腸チフスだったかどうかは確かめようがない。

17世紀に米国バージニア州のジェームズタウンで起こった流行では、7500人の入植者のうち6500

　水系感染症

人が死亡した。南北戦争（1861〜65年）では、腸チフスにより南軍で3万人、北軍で3万5000人の死者が出たとされている。1898年に米国とスペインの間で起きた米西戦争では、米軍の5分の1が腸チフスに感染し、負傷による死者の6倍以上の兵士が亡くなったという。ロシアも1920年代に腸チフスの流行に見舞われた。

　腸チフスとパラチフスはよく似た病気で、病原体はどちらもサルモネラ属の細菌だが、腸チフスはチフス菌、パラチフスはパラチフス菌と種類がやや異なる。パラチフスの方が症状は軽く、死亡率も低い。チフス菌は人間の体外にはほとんど存在せず、菌を含む糞尿で汚染された飲食物から感染する。また、例えば患者の手に微量の排泄物が残っていた場合、その手で他の人に触れることで直接感染を引き起こすこともある。まれに、排泄物に止まったハエがその後でハンカチやタオルなどに止まり、感染を広げることもある。コレラと同じく、チフス熱も不衛生な環境と強い関連があり、スラム街や難民キャンプ、自然災害に見舞われて上下水道などのイ

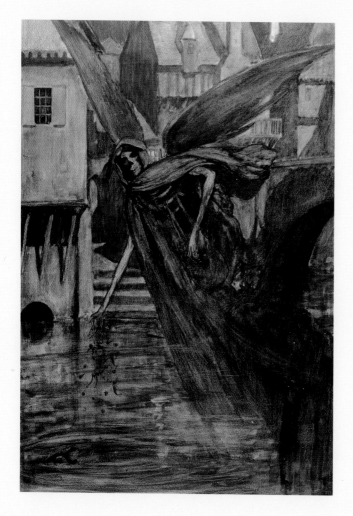

街の近くの川に死を招く物質（腸チフスを表現している）をばらまく死神を描いた水彩画（1912年頃）

ンフラが機能しなくなった被災地で発生しやすい。

　サルモネラ属の菌は1700種類以上の亜種が発見されているが、ほとんどは人間と動物の両方を宿主とする。人間の間で発生した流行の原因をたどると、ペットのカメだったり、感染牛からしぼられた牛乳だったり、感染した鶏の卵や肉だったりする。しかし、腸チフスは人間しかかからない。

　1830年代までは腸チフスと発疹チフスは混同されることが多かったが、原因と感染経路は異なり、症状も部分的に違いがある。1850年に流行が発生した時に、イギリスの医師ウィリアム・ジェンナーが経過や期間、症状を体系的に比較して2つの病気を見分けることに成功した。

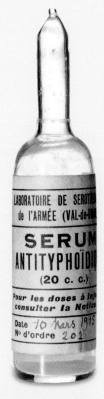

腸チフスの血清アンプル（1915年）

　1873年にもう一つの重要な発見があった。こちらもイギリスの医師ウィリアム・バッドが40年間におよぶ観察から、腸チフスは主に水を介して広まることを示した。水が伝染病を媒介するという説は、1849年にコレラの調査に関連してジョン・スノウが提唱したのが最初だが（97ページを参照）、世間に受け入れられるようになったのは1870年代に入ってからだった。水から病気が広がることがわかったおかげで、きれいな飲み水を手に入れることと、まともな下水設備の重要性がはっきりした。

　19世紀半ばには、腸チフスは他の伝染病と同じく、腐った有機物が発する瘴気（悪臭）によって引き起こされると考えられていた。だが、腸チフスは汚物から自然に発生するわけではなく、人から人へと伝染するというのがバッドの意見だった。1847年に彼はブリストル付近のクリフトンで発生した小規模な腸チフスの流行を調査し、ここでも1854年にコレラの調査をしたジョン・スノウと同じように、患者と腸チフスにかからずにすんだ住民との差は、決まった井戸の水を飲んでいたかどうかだったという重大な事実に気がついた。

　こうして新しい事実が明らかになり、19世紀の先進国では公衆衛生改革が進められた。特にイギリスでは一連の公衆衛生法のおかげで腸チフスによる死者が大幅に減少し、コレラもほぼ姿を消した。1862年にイギリスの医学雑誌『ランセット』に掲載された記事に、赴任したばかりの公衆衛生担当医務官が市街地を清潔に保つことに力を入れ、労働者の家庭から腸チフスを追い出したと書かれている。この記事には続きがある。

　裕福な家には、貧乏人の住まいが法のもと受けている合理的な指導監督のようなものがな

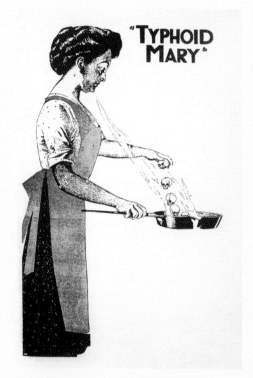

"TYPHOID MARY"

メアリー・マローン（1869〜1938年）のイラスト（1909年）。
彼女は「腸チフスのメアリー」と呼ばれ、
米国で初めて見つかった健康な保菌者だった

く（中略）、〔結果として〕ロンドンの中流家庭は
今も汚水から発生する悪臭や下水による熱病
に苦しめられている。

　はたして腸チフスは階級の頂点にいる人たちを
襲い始めた。ビクトリア女王の夫、アルバート公は
1861年に42歳の若さでウインザー城で世を去り、
かかりつけ医のウィリアム・ジェンナーは死因をチ
フス熱と診断した（ジェンナーは前出の腸チフスと発疹チ
フスを見分ける方法を発見した医師）。この診断に首をか
しげる現代の専門家もいる。しかし、アルバート公
の息子、のちのイギリス国王エドワード7世がウェ
ールズ大公時代に腸チフスで死にかけたことは間
違いない。彼は父アルバート公が亡くなってからち
ょうど10年後に、スカボローのロンデスボロー・ロ
ッジで危篤に陥った。一命をとりとめたが、この出

来事は、給排水設備の重要性が認識されるきっ
かけになったと言われている。
　1890年にバッキンガム宮殿の衛生設備が調査
された結果、宮殿は「欠陥のある排水設備のせい
で下水がたまってできた沼の上に立っている」と評
価された。さらに、近くにあったセント・ジョージ病
院の排水を処理する大規模な下水道が宮殿の基
礎のわずか数フィート下を走っていたこともわざわ
いした。「問題のある工事のせいで、あらゆる方向
に汚水が漏れ出していた」という報告が残っている。

## 腸チフスのメアリー

　19世紀後半の米国の都市部ではきれいな飲み
水が供給されており、腸チフスによる死亡率は地方
よりも低かった。ただ残念なことに、ニューヨーク
州で1906年に起こった驚くべき事件は、腸チフス
の脅威がなおも身近なものであることを浮き彫りに
した。
　この年、裕福な銀行家チャールズ・ウォーレン
は自身が持つロングアイランドの別荘に、新しい料
理人のメアリー・マローンを雇い入れた。それから

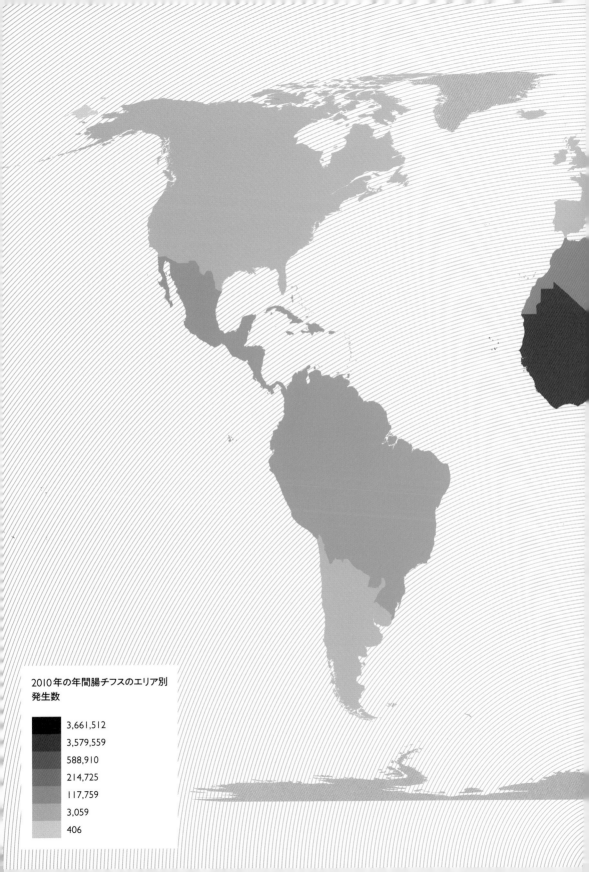

2010年の年間腸チフスのエリア別
発生数

3,661,512
3,579,559
588,910
214,725
117,759
3,059
406

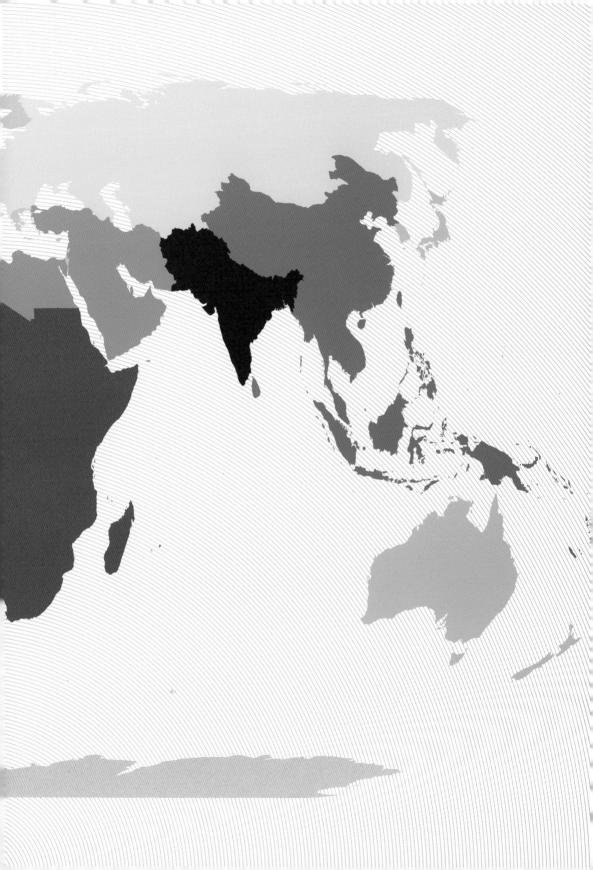

1週間のうちに、別荘にいた11人のうち6人が腸チフスで次々に倒れたのだ。調査のために、衛生技師のジョージ・ソーバーが派遣された。当初、ソーバーはロングアイランドで採れる淡水種の二枚貝が感染源になった可能性を疑った。しかし、やがて感染源は料理人のマローンであると断定した。彼女自身は健康そのものだったが、実はチフス菌を保菌していたのだ。ここで初めて、科学者たちは感染しても症状が出ないまま、伝染病を広げる保菌者の存在に気がついた。

ソーバーはマローンの便や尿、血液のサンプルを手に入れようと説得を試みたものの、彼女は断固として拒否した。説得には失敗したが、ソーバーは以前マローンが働いていた8軒の家庭のうち7軒で腸チフスの感染者が出ており、死者を出した家もあったことを突き止めた。この年にはニューヨークで3000人の腸チフスの犠牲者が出ており、マローンが大きな原因を作ったとされた。

マローンに検査を受けさせるために警察が出動して彼女を取り押さえ、連行した。検査の結果、マローンからはチフス菌が検出され、3年間の隔離措置を受けた。1910年にマローンは今後一切料理をしないことを条件として隔離措置を解かれた。洗濯婦として働き始めたマローンだったが、いつの間にかはるかに待遇のよい料理人の職に戻っていた。彼女は5年にわたって当局の目を逃れていたが、メアリー・ブラウンと名乗って料理を担当していたマンハッタンの産院で3カ月の間に少なくとも25人を腸チフスに感染させ、そのうちの2人が死亡した。彼女は再び隔離されることになり、亡くなる1938年まで外に出ることはできなかった。

米国公衆衛生局は、保菌者の問題について以下のように説明している。

つり革につかまっている汚れた服の男が腸チフスの保菌者かもしれないし、その直前に同じつり革を使ったおしゃれな女性がいまわしい伝染病に感染していたかもしれない。彼らが伏せっているならば私たちはこれを避けられる。しかしそうでなければ避けようがない。

マローンは「腸チフスのメアリー」とあだ名され、この話は語り継がれたが、やがて個人の権利と国家の権利の対立に関する白熱した議論を呼び、世間の注目を集めるようになった。彼女が貧しいアイルランド系移民だったために特にひどい扱いを受けたのではないかという意見もあった。

「私は人生で一度も腸チフスにかかったことはなく、ずっと健康に暮らしてきました」と彼女は記者に語っていた。「どうして私は社会から追放され、犬1頭しか一緒にいることが許されずに、独りぼっちで閉じ込められたまま日々を送らなければならないのでしょう?」

## 予防接種の義務付け

ブルームフォンテーンで流行が発生した1900年には、腸チフスのワクチンがすでに開発されていた。シャーロック・ホームズの生みの親であるアーサー・コナン・ドイル卿は元医師であり、南アフリカ戦争で負傷した兵士たちの治療にあたるため南アフリカに向かった。帰国後に、ドイルはイギリス軍の兵士に予防接種を義務付けるように主張した。戦場では、ずっと以前から発疹チフス、赤痢、梅毒などの伝染病が猛威を振るってきたにもかかわらず、当時のほとんどの兵士は副作用を恐れて予防接種を受けることを拒んでいた（発疹チフス、赤痢、梅毒のワクチンは現在も開発に成功していない）。第一次世界大戦でイギリスは予防接種を義務化し、それほど腸チフスに悩まされずにすんだ。

2018年の状況に目をやると、腸チフスは今も社会問題になっている。患者は世界で毎年1100〜

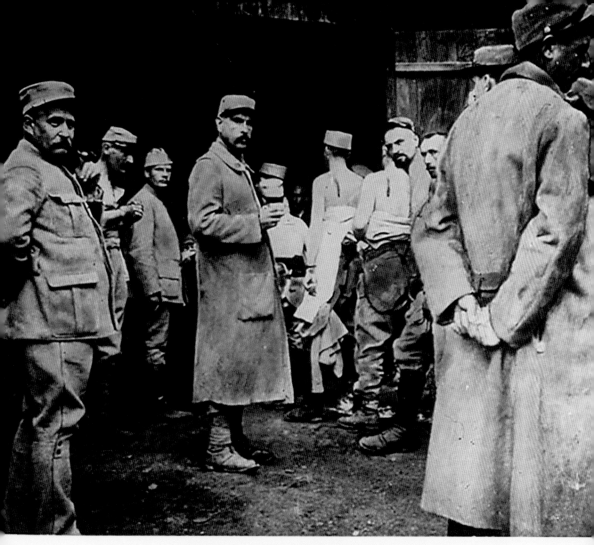

第一次世界大戦中に腸チフスの予防接種を受ける兵士たち

2000万人程度発生していると推定され、12万8000〜16万1000人が死亡している。生活環境の改善と抗生物質の普及によって、先進国では患者数も死亡率も大幅に減少したが、アフリカ、南北アメリカ、東南アジアと西太平洋などの地域では腸チフスがいまだに大きな問題となっている。きれいな飲み水が手に入らず、下水設備が整っていない地域の人々に感染の危険があり、中でも子供たちは大きなリスクにさらされている。

2017年、専門家たちはWHOに対して、より効果が長続きする新しいワクチンを、腸チフスの流行国に住む6カ月以上の子供に定期接種するよう提言した。すぐに8500万ドルの財源が腸チフスの予防接種のために確保され、2019年からの開始が決まっている。一方、都市化と気候変動により「腸チフスの世界的な疾病負荷が高まる可能性がある」とWHOは発表しており、抗生物質への耐性を持つ菌の増加も懸念されている。

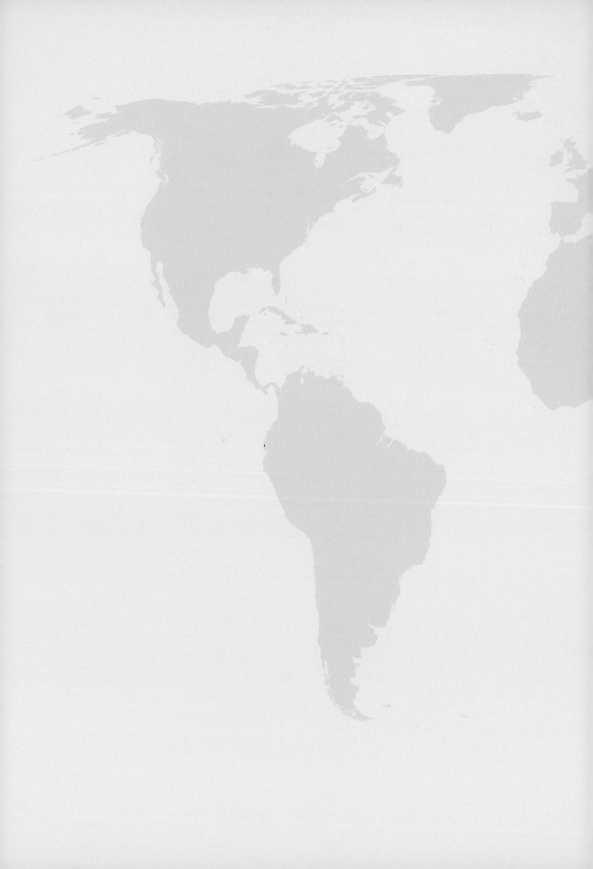

# 3

# INSECTS & ANIMALS

動物由来感染症

# マラリア

IIIIIIIIIIIIIII

# Malaria

| | |
|---|---|
| 病原体 | マラリア原虫 |
| 感染経路 | マラリア原虫を持ったメスのハマダラカに刺されることで感染する |
| 症状 | 倦怠感、発熱、頭痛、発汗、悪寒、嘔吐などインフルエンザに似た症状が出る。筋肉痛や下痢を伴う場合もある |
| 発生状況 | 2016年には世界で2億1600万人の新規患者が報告され、44万5000人が死亡 |
| 流行状況 | アフリカ、アジア、中南米の広い地域を含む100カ国以上で発生 |
| 予防 | 予防薬の投与と、防虫ネットの大規模な配布などの環境対策 |
| 治療 | 原虫の種類や感染した地域などの要因に応じて薬を選択 |
| グローバル戦略 | 環境対策と予防薬による予防と、迅速な診断、治療、監視を並行して進める。目標は2030年までに発生率と死亡率を90％以上下げること |

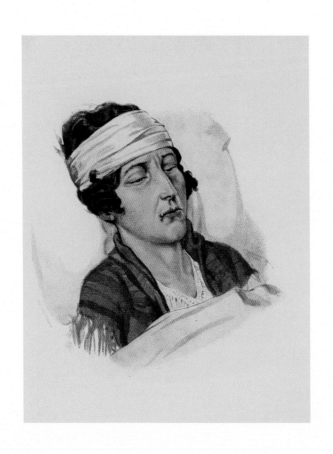

伝染病に関するドイツの出版物に掲載された、
マラリアに冒された女性の図（1929年）

1740年、イギリスの政治家ホレス・ウォルポールは友人宛に自分がローマを離れた理由をこう書き送った。「マラリアという恐るべきものが毎年夏になるとローマにやってきて、死人を出していく」

何百年も前から、マラリアは沼地や湿度が高く温暖な気候と関連があることが知られていた。しかし、他の多くの伝染病と同じように、諸悪の根源は悪臭（ここでは沼地の湿った空気）にあると考えられていた。イタリア語で「マラ・アリア」という名前は「悪い空気」という意味を持つ。マラリアは「沼地熱」「おこり熱」「ローマ熱」とも呼ばれる。「ローマ熱」という名前の由来は、ウォルポールが書いたように、ローマが長らくマラリアに悩まされてきたからだ。

## 遠い過去から続く脅威

マラリアは、結核やエイズと並んで、世界中で多数の死者を出す最大の死因の一つとされている。最も古くから知られる伝染病の一つでもあり、科学的証拠は人間とマラリアを広める蚊との長い関係を示している。だが、マラリアは骨に痕跡を残さないため、遺骨からは知る由もない。

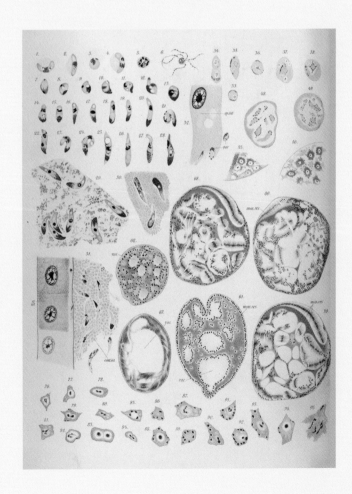

マラリアの病原体となる
寄生虫の断面図（1901年）

マラリアの原因となる寄生虫はもともと藻のような単細胞植物だったと考えられている。光合成に欠かせない葉緑素を作り出していた痕跡が見つかっているからだ。進化の過程で、マラリアの寄生虫はサルからヒトへと宿主を変えたようだ。おそらく最初は南アジアで発生し、アフリカやヨーロッパ、のちに新大陸に広がったのだろう。

古代中国の記録には、マラリアに特徴的ないくつかの症状が載っている。紀元前5世紀にはギリシャの医師ヒポクラテスが、マラリアの型ごとに症状がどう変化していくかを説明したとおぼしき記述を残している。ヒポクラテスは病気の原因を、よどんだ水を飲んだせいだと考えていた。最初に書かれた時期が紀元前600年頃にまでさかのぼるとされるサンスクリットの医学書『スシュルタ・サンヒター』にも、虫に刺されることが原因で引き起こされる病気についての言及がある。これもおそらくはマラリア熱と思われる。

ローマ帝国時代のヨーロッパや地中海世界でマラリアは一般的な病気だった。最初の頃のマラリアは命にかかわるほどの病気ではなかった。致死性の高い熱帯熱マラリア原虫がまだ珍しかったからだ。

やがてマラリア原虫を運ぶ2種類の蚊の生息域がヨーロッパ南部から北アフリカやアジアに広がると、事態は変わった。ローマの支配が終わる頃にはマラリアは命を脅かす恐ろしい伝染病に変貌し、ローマ帝国崩壊の一因となった可能性さえあると唱える歴史学者もいる（ペストについても同様の説がある）。

中世からルネサンスの時代には、マラリアの感染は下火になっていたが、17世紀と18世紀には再びヨーロッパの広い範囲で流行し、時に北方のスカンジナビア南部まで広がることもあった。

マラリアがどのようにして南北米大陸とカリブ海地域に到達したかはわかっていないが、15世紀の終わりにクリストファー・コロンブスの一行が運ん だ可能性もある。当時はヨーロッパとアフリカにマラリアが蔓延しており、ヨーロッパ人がアメリカ大陸に上陸するたびに、カリブ海地域のあちこちからマラリアの報告が相次いだ。

新世界のすべての地域がマラリアを媒介する蚊に適した環境や気候というわけではなかったが、19世紀には北米のミシシッピ川流域、カリフォルニア中部のセントラルバレー、海に面した南米北部の低地に感染は拡大した。

## 科学調査による事態の打開

1860年代にフランスの化学者ルイ・パスツールが、アリストテレス以来の自然発生説を否定する微生物説を発表すると、マラリアの原因も微生物である可能性が検討され始めた。最初に研究の糸口をつかんだのは1880年、フランスの軍医アルフォンス・ラブランが、人間のマラリアを引き起こす寄生虫群を発見したことによる。しかしラブランの発見は、病原体は細菌に違いないと考える研究者たちから激しい反発を受ける。それから、マラリア寄生虫の種別と、それを媒介する蚊の種別作業が始まった。

マラリアを引き起こす寄生虫はマラリア原虫と呼ばれ、4種類が存在する。昔の医師たちも気づいていたように、湿地とマラリアが関連するのは、湿地が蚊の生息に適しているからだ。最も重篤化しやすいのは熱帯熱マラリア原虫が引き起こす型のマラリアで、熱帯熱マラリアと呼ばれ、悪寒、高熱、発汗、倦怠感のサイクルが48時間ごとに繰り返される。それ以外の3種類のマラリアは、通常は命にかかわることはない。

熱帯熱マラリア原虫は熱帯地方にしかいないが、種類が異なる三日熱マラリア原虫はやや低温でも生きていけるため、イギリスやカナダ南部でも見つかっている。南北米大陸には、ヨーロッパ人が三

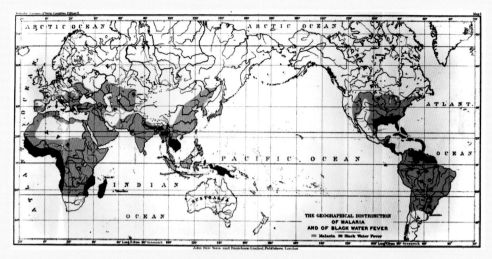

マラリアの発生状況を示した世界地図（1903年頃）

日熱マラリア原虫を、アフリカから奴隷として連れてこられた人々が熱帯熱マラリア原虫を持ち込んだと考えられている。

カリブ海地域では、アフリカ出身者はすでに身につけていた免疫のおかげで熱帯熱マラリアにやられることがなく、そのために奴隷として重宝されることになったのは皮肉な話だ。一方、熱帯熱マラリアに初めて遭遇したヨーロッパ人は次々とマラリアに倒れ、アフリカの一部の地域は「白人の墓場」と呼ばれるほどだった。

1897年にイギリス・インド軍医療部隊のロナルド・ロスの研究により、マラリア原虫を蚊が媒介することで感染が広がることが示され、マラリアに対する理解は大幅に進んだ。ロスは蚊が鳥を刺すとその鳥がマラリアに感染し、さらに蚊が媒介して鳥の間でも感染が広がることを実験で示した。この発見により、ロスは1902年にノーベル生理学・医学賞を受賞した。

人間のマラリアを媒介するのはメスのハマダラカだけだが、世界各地には60種類前後のハマダラカが生息している。1898年には、イタリアの研究チームが人間の体内におけるマラリア原虫のライフサイクルを解明した。

## 環境要因

微生物学の研究室でマラリアの感染拡大に関する研究が進められる一方、現地での調査により環境要因も関係することがわかってきた。19世紀半ばにインド洋の2つの島でマラリアが大流行し、大きな被害が出たが、近隣の3つの島は無事だったのだ。

研究者たちは、マラリアが流行した島ではサトウキビを栽培するために大規模な森林伐採が行われ、さらにサイクロンなどの自然現象も加わって、アフリカからやってきた蚊の繁殖に絶好の環境が整っていたのではないかと指摘した。最終的にマラリアは終息したが、再流行の火種が消えたわけではない。

20世紀になると、マラリア原虫の生態を理解す

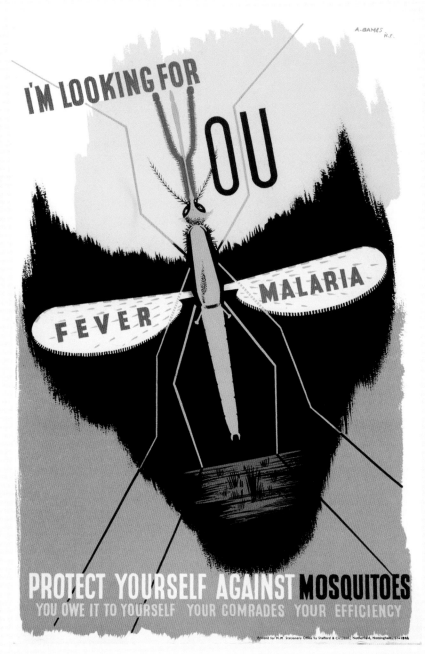

マラリアへの注意を喚起するポスター（1941年）。
眼窩を蚊の羽で表すことで、蚊に気をつけるように呼びかけている

るてことが（殺虫剤の使用などによる）マラリアの制御のカギとなった。1950年代の初めまでには、イタリア、米国、ルーマニアなどの一部の国でマラリア根絶プログラムが導入されてはいたが、世界を見渡せばマラリアはまだ大きな脅威だった。ある公式推計では、世界で毎年3億人がマラリアに罹患し、300万人以上が死亡していた。

20世紀初めに中米を横切るパナマ運河の建設が実現するには、マラリアと黄熱が落ち着くのを待たねばならなかった。気温が高く、雨季が9カ月続き、熱帯ジャングルが広がるパナマ地峡は、蚊が繁殖するには絶好の環境だった。運河の工事が始まった当初、運河の入口にほぼ近い都市コロンでは毎週のように人口のおよそ6分の1にあたる数の人々がマラリアに感染した。

1901年に米国は、キューバの都市ハバナで、やはり蚊が媒介する伝染病である黄熱の対策支援に乗り出した。市外からの来訪者には検疫を実施

し、建物に蚊よけ対策を施し、沼の水を抜いた。対策は功を奏し、ついでにマラリアの発生も大幅に減少するというおまけまでついた。この体験をもとに、公衆衛生の専門家はパナマ運河近隣地域のマラリア対策計画を作成した。

1906年の1年間で、運河の工事に携わっていた2万6000人のうち、2万1000人以上がマラリアで入院した。だが、1912年には5万人のうち病院にかかったのはわずか5600人だった。1909年末からの3年間で、運河労働者の間でも、全人口に対する割合でも、マラリアによる死亡率は大幅に下がった。だが、マラリアは常にプロジェクトの課題の一つであった。

1940年代に初の合成殺虫剤、DDT（ジクロロジフェニルトリクロロエタン）が登場した。これはマラリア、黄熱、発疹チフスなど虫が媒介する病気の対策として高い効果があることが実証され、農業だけでなく家庭や公園でも広く使われるようになった。しか

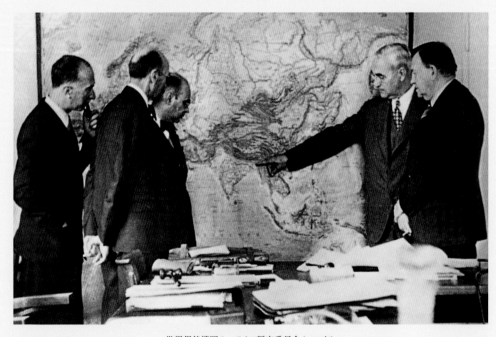

世界保健機関のマラリア暫定委員会（1947年）

動物由来感染症

し、1960年代に入ると、DDTが環境や人体に与える影響が懸念されるようになった。

2004年には、マラリア対策以外の目的でDDTを使用することを禁止した国際条約、残留性有機汚染物質に関するストックホルム条約が発効した。一方2006年に世界保健機関(WHO)は、アフリカ諸国で屋内におけるDDTの使用を支援すると宣言した。アフリカ諸国ではマラリアが現在も大きな健康問題となっていて、効果がリスクを上回るとの考えだ。

## 根絶までの課題

1955年に、WHOは全世界におけるマラリア排除計画を公表した。プログラムは1969年に終了したが、結果はおおむね失敗だったと受け止められている。2015年に目標を再設定し、2030年までに発生率と死亡率を90%以上低減することを目指している。

戦略の内容は、環境対策と予防薬による予防と、迅速な診断・治療・監視から成っている。2014〜16年に防虫ネット5億8200万枚が配布された。大部分を占める5億500万枚はサハラ以南のアフリカで配られた。

マラリア患者数が1万人を下回った国の数は2016年には44カ国となり、2010年の37カ国よりも増えた。キルギスとスリランカはマラリアのない国として認定され、21カ国が2020年までにマラリアを排除できる可能性がある国に指定された。

しかし同時に、WHOが「マラリアの制圧でかつてない成功を収めた期間」と呼んだ時期以降2017年まで、足踏み状態が続いている。2016年には前年を約500万人上回る2億1600万人が世界各地でマラリアを発症し、死者は44万5000人に達した。死亡例の91%をアフリカが占め、ほとんどがサハラ以南の国々だった。

WHOは資金不足を理由に挙げ、マラリアの発生件数と死亡率を2015年から40%以上減少させるという第一段階の目標を達成するには、投入額を倍以上に増やす必要があると述べている。

特定の地域または国でマラリアが排除された後でも、再流行の阻止が重要な課題となっており、警戒を怠ることはできない。それに加え、科学者たちは気候変動や地球温暖化の影響でマラリアを媒介する種類の蚊が、生息域以外にも姿を現す可能性があると警告している。

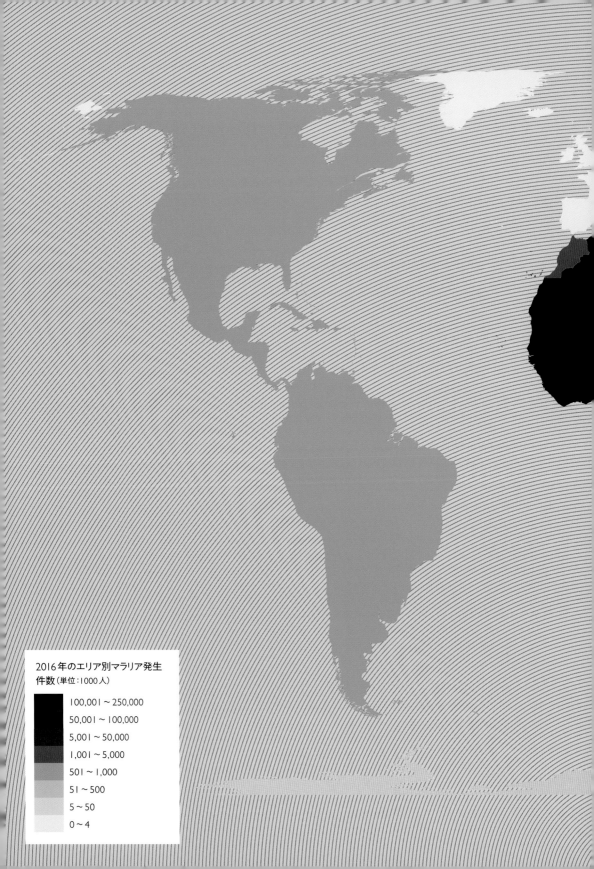

2016年のエリア別マラリア発生
件数（単位：1000人）

100,001 ～ 250,000

50,001 ～ 100,000

5,001 ～ 50,000

1,001 ～ 5,000

501 ～ 1,000

51 ～ 500

5 ～ 50

0 ～ 4

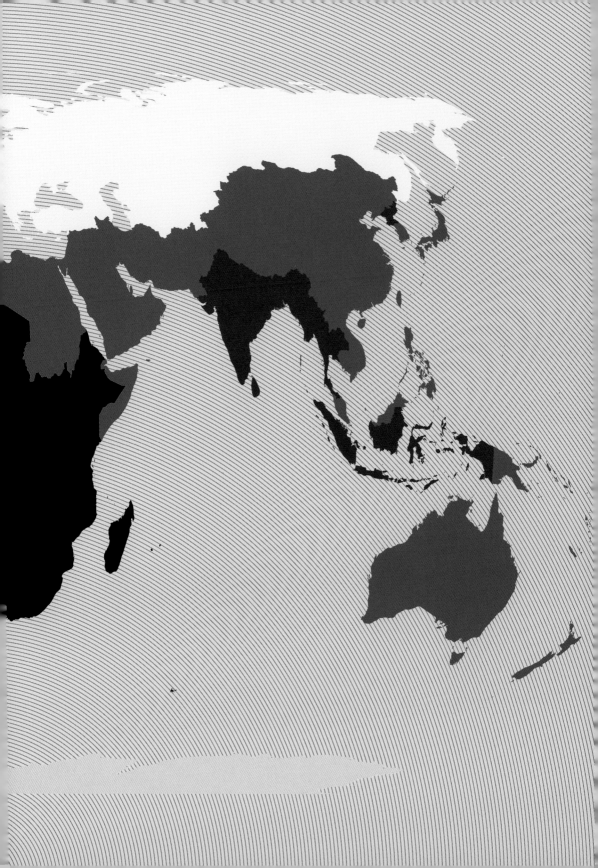

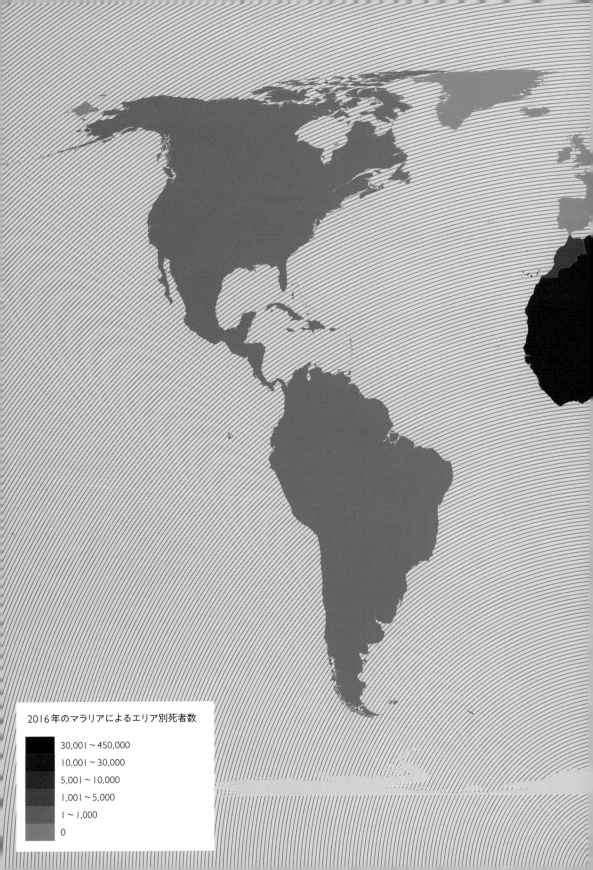

2016年のマラリアによるエリア別死者数

30,001 ~ 450,000
10,001 ~ 30,000
5,001 ~ 10,000
1,001 ~ 5,000
1 ~ 1,000
0

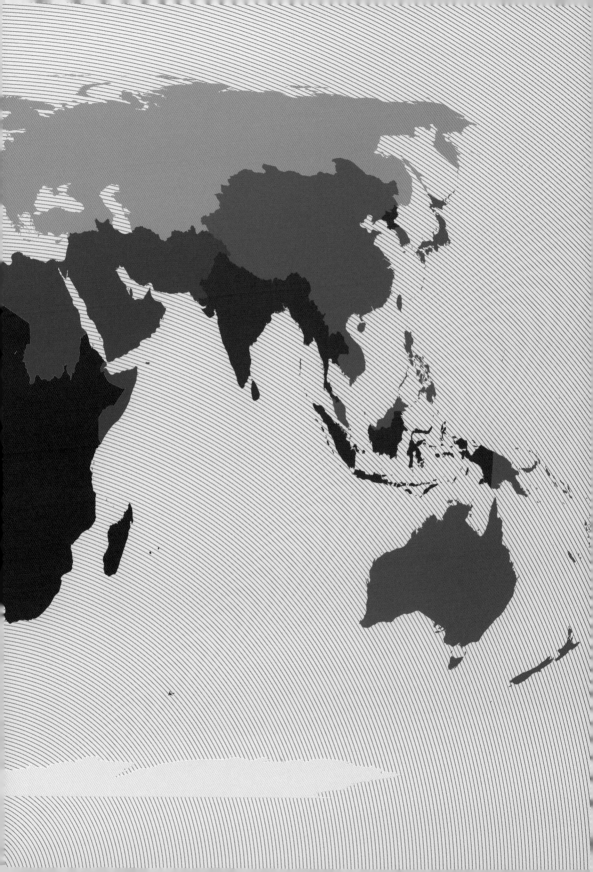

# ペスト

⠀⠀⠀⠀⠀⠀⠀⠀⠀⠀⠀⠀

# Plague

| | |
|---|---|
| 病原体 | ペスト菌（*Yersinia pestis*） |
| 感染経路 | ネズミなどのげっ歯類の動物からノミを介して人間に感染する。また、空気感染や菌が入り込んだ細胞に直接接触することにより人間同士の間で感染が起こる場合もある |
| 症状 | 発熱、悪寒、全身筋肉痛、衰弱、嘔吐、吐き気。最も一般的な腺ペストではリンパ節が腫れて痛みが生じ、膿がたまって破裂することもある |
| 発生状況 | 2010〜15年の世界の患者数は3248人、死者は584人。腺ペストの致死率は30〜60%。腺ペストの次に多い肺ペストは、治療しないまま放置すると確実に死に至る |
| 流行状況 | 南北アメリカ、アフリカ、アジアの各農村部で風土病となっており、主にコンゴ民主共和国、マダガスカル、ペルーに集中している |
| 予防 | ペストが風土病になっている地域において、ネズミの巣の撤去と殺虫剤の使用 |
| 治療 | 抗生物質の投与と酸素吸入療法と点滴の併用 |
| グローバル戦略 | ペスト感染のリスクがある地域の監視と、流行を封じ込めるための迅速な対応 |

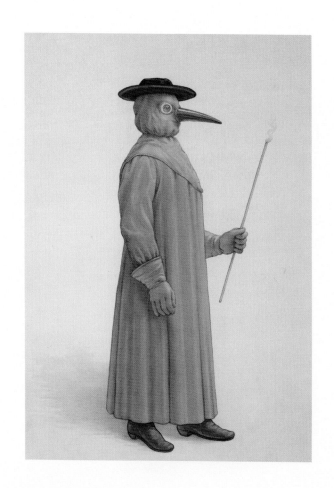

17世紀の医師が、ペストの感染を防ぐために
着用していた服

ペストは何世紀もの間、世界中に大きな惨禍をもたらしてきた。その影響は大きく、経済や政治にも動揺を与え、社会階層を変えることすらあった。ペストの英語plagueは、「傷」あるいは「襲うもの」を意味するラテン語に由来し、「疫病」とも訳される。人々に恐れられ、あらゆる形の災害を表現する言葉になっていたのだ。例えば、旧約聖書でイスラエル人を救い出すために神がエジプトにもたらした十の災いは英語で「ten plagues（10の疫病）」と言い表される。

ペストの歴史は古い。2017年には、ロシアとクロアチアで発見された後期旧石器時代の人骨からペストの痕跡が見つかったことが発表された。歴史学者の間では、紀元165年にローマを襲って多くの死者を出した「疫病」が、ローマ帝国崩壊の一因となったと指摘する声もある。ただし、この時の疫病が腺ペストだったのか、天然痘などの他の伝染病だったのかはわかっていない。この流行を除いても、ペストは少なくとも3回の大流行を起こしている。

## ユスティニアヌスのペスト

記録に残っている最初のペスト流行は、ビザンツ帝国（東ローマ帝国）皇帝の名前をとって「ユスティニアヌスのペスト」と名付けられている。伝染病の

流行としては信頼性の高い記録が残っている最初のものだ。この時の流行は紀元541年にコンスタンティノープル（現在のイスタンブール）で始まり、東はペルシャ、西は南ヨーロッパへと広がって、最終的には世界の全人口の33〜40％が死亡したと言われている。

コンスタンティノープルからペストが拡大する過程は明らかになっているが、そもそもコンスタンティノープルに入り込んだ経路はよくわかっていない。ペストの惨禍を目の当たりにしたビザンツ帝国の歴史家プロコピオスは、交易路をたどってエジプトから伝わったと主張している。最近の研究では、この時のペストはおそらくケニア、ウガンダ、コンゴあたりのサハラ以南の地域で発生し、そこからエジプトに移動したか、別の経路をたどってビザンツ帝国の首都に到達した可能性が示唆されている。現在のロシアから中国にかけての地域が発生地だったとする説もある。この地域が約800年後の「黒死病（ペスト）」の発生地だったことは現在では定説になっているからだ。

コンスタンティノープルに冬が訪れるとペストの勢いは衰え、次の春がめぐってくると再び猛威を振るうというのが典型だった。流行は散発的に8世紀まで続いた。

この病気を引き起こす病原体はペスト菌と呼ばれる細菌だ。げっ歯類に寄生する、ペスト菌を持つ

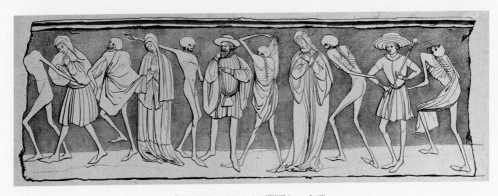

『死の舞踏』と題された石版画（1831年頃）

　　　　　　　　　動物由来感染症

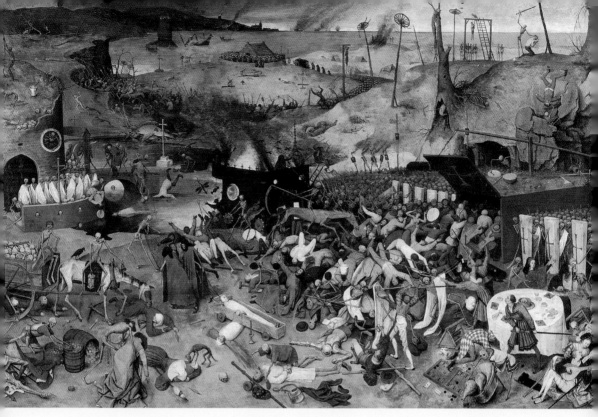

ピーテル・ブリューゲル（大ピーテル）画『死の勝利』（1562年頃）

ノミに人間が噛まれて感染することが多い。また、患者の咳やくしゃみの飛沫を吸ったり、菌がいる細胞に直接触れることでも感染する。

　かつてはネズミがペストを運ぶと考えられていたが、2018年の初めに、過去の世界的大流行の原因をネズミだとするには、すさまじい勢いで感染が広がった理由を説明できないという研究結果が出された。この研究では、人間の体や衣類にすみついたノミやシラミがペストを運んだ可能性が高いと結論付けている。

　ペストは主に腺ペストと肺ペストの2種類に分けられる。腺ペストはペスト患者の大部分を占め、リンパ節に集中する。肺ペストは肺が中心となり、致死率は高いが、かかることは少ない。もう一つ敗血症型ペストというものもある。こちらは、血液中にペスト菌が入り込んだ場合に発症する。

## 黒死病

　腺ペストにかかると、首やわきの下、鼠蹊部に腫れと痛みを伴う黒い「横痃」ができる。14世紀のウェールズの詩人、ジュアン・ゲシンは次のように書いている。

　「わきの下の腫物が私を悩ませる。できた場所がどこであれ、煮えたぎるようで、ひどく不快で、頭が痛み、大声でわめきたくなる。わきの下からやってくる苦痛のせいだ」

　黒死病と恐れられたペストは史上最悪の伝染病と言われる。当時8000万人だったヨーロッパの人口の60％が死亡し、世界全体では7500万人から2億人が命を落とした。長い間、黒死病は中国からヨーロッパへ持ち込まれたと考えられてきたが、

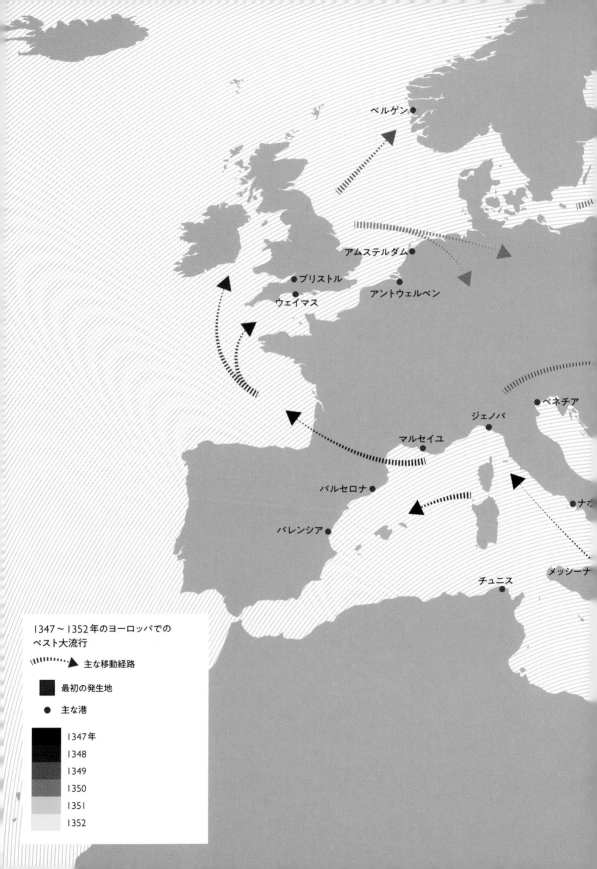

ベルゲン

アムステルダム
ブリストル
ウェイマス
アントウェルペン

ベネチア
ジェノバ
マルセイユ
バルセロナ
ナ
バレンシア
メッシーナ
チュニス

1347～1352年のヨーロッパでの
ペスト大流行

///////►　主な移動経路

■　最初の発生地

●　主な港

1347年
1348
1349
1350
1351
1352

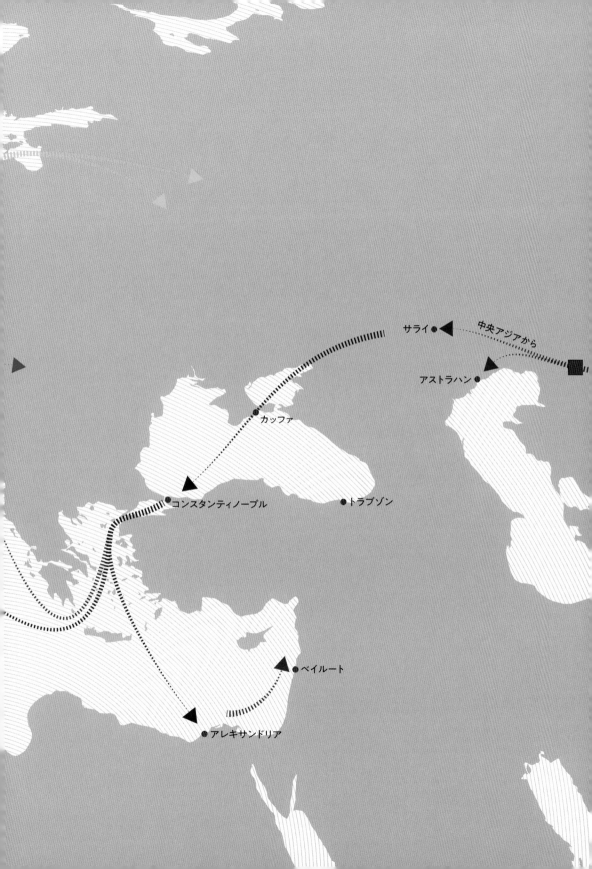

サライ●

中央アジアから

アストラハン●

カッファ

コンスタンティノープル

トラブゾン

ベイルート

アレキサンドリア

ヨーロッパとアジアの間に横たわる広大な草原地帯が発生地だったとする説もある。カスピ海北西岸から南ロシアにかけての地域では、野ネズミが密集して暮らす巣にペスト菌がはびこり、ペストの温床になっているためだ。

黒死病の最初の発生をたどっていくと、1346年のクリミアに行きつく。クリミア半島に築かれたイタリアの交易拠点をモンゴル軍が攻撃した際に、モンゴル軍でペストが発生し、それがすぐに町中に広まった。逃げ出したイタリア商人たちを乗せた船はあちこちに寄港しながら彼らを母国に送り届けたが、その船にペスト菌を持ったネズミたちも乗り込んでいたようだ。

フィレンツェとシエナはペストによって壊滅的な被害を受けた。詩人のペトラルカは、惨状を目にしていない人には想像を絶するほどで、「私たちの証言は作り話と受け止められるだろう」と記した。5人の子供を亡くしたシエナの靴職人アニョーロ・ディ・トゥーラはこう書いている。

　　ペストの惨状は身の毛もよだつほど恐ろしく、まさに筆舌に尽くしがたいものだった（中略）死者の埋葬を請け負う人手もなく、死者を出した家では残された家族が死体を溝に運び入れるのが精一杯だった。むろん司祭の立ち会いも祈りも、あるはずもなかった。

当局の埋葬が間に合わず、どんどん死体が積み上がっていく光景は、現在ではペストと切り離せないものとして知られている。

## 交易路をたどって

過去に類を見ない規模で広がった黒死病の大流行は、当時、ヨーロッパ全土を股にかけるように急拡大していた交易と切り離して考えることはでき

ない。各国で最新鋭の船が投入され、無数の積荷を載せ、長い航路を行き交うようになっていたのだ。新しい交易路により、当時、イタリアのベネチアやジェノバの港は、コンスタンティノープルやクリミア、アレキサンドリア、チュニス、ロンドン、ブルージュと結ばれていた。そしてロンドンとブルージュの先の航路は、スカンジナビア半島やバルト海に続いていた。

イタリア商人たちの船がクリミアを出てコンスタンティノープルに到着したのが1347年5月、その地で流行が始まったのは7月の初めだった。コンスタンティノープルからはエジプトのアレキサンドリア行きの船が多数出ていたため、ペストはアレキサンドリアに運び込まれた。次いで北アフリカに広がり、中東を越えた。地中海沿岸地域でも流行して、9月にフランス南部のマルセイユに達した。マルセイユからは北上してローヌ渓谷やリヨンに広がり、さらに南西のスペインにも拡大。その間も、イタリアの商船はジェノバ、ベネチア、ピサに向かっていた。

スペインはその後まもなく二方面からペストに襲われた。フランスのペストは西に広がりブルターニュ地方、次いで北東のパリへと進む。さらに北に向かってオランダやベルギーにまで達した。その間にも、ペスト菌を乗せた別の船がフランス北西部のルーアンの港に入っていた。

ペストがフランスからイギリスに入ってきたのは1347年6月のことで、現在のドーセット州沿岸部のウェイマスが最初に襲われた。その後、ヨーロッパ大陸部と同じように、イギリスでも南西のブリストル、東のコルチェスターとハリッジ、北のグリムズビーなど、港からペストが上陸した。ペストがロンドンを襲ったのはその年の8月で、瞬く間に国全体にペストが蔓延した。スコットランド、ウェールズ、アイルランドもそれに続いた。

ほぼ時期を同じくして、ノルウェー、デンマーク、スウェーデン、ドイツ、オーストリア、スイス、ポーラ

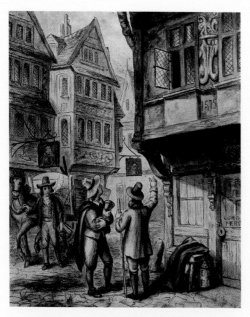

ロンドンのペスト大流行で死体を運ぶ荷車（1665年）

当時の人口の4分の1から3分の1にあたる2万人
以上の死者が出た。

　中世後期のヨーロッパでペストによる大量の犠
牲者が出たことにはプラスの側面もあったと専門
家は指摘する。人口減少により労働力が不足した
ため、社会制度の改革が大幅に進み、技術の進歩
も加速したのだ。

## ロンドンのペスト大流行

　17世紀の大流行として記録に残る「ロンドンの
ペスト大流行」の最初の患者は、1665年の初めに
ウェストミンスター地区を通るドルリーレーン沿い
のロンドンウォール（18世紀まで存在したローマ時代の城
壁の名残）の外側で死亡した2人だった。大流行の
間ずっとロンドンにとどまって患者の治療にあたっ
ていた医師ナサニエル・ホッジスは、当局が迅速
に対応してさえいれば悲劇を防ぐことができたはず
だと主張した。ホッジスは以下のように書いている。

　　怯えた一部の近隣住民たちは（中略）ロンドン
　　中心部に移ったが、不幸にも彼らが伝染病を
　　運ぶことになった。このため、いったん息をひ
　　そめていた伝染病は（中略）いきなり猛威を振る
　　い始め、被害は広範囲に及んだ。最初のペス
　　ト患者たちを閉じ込めておかなかったばかり
　　に、短期間で取り返しがつかないほど拡大し、
　　ロンドン中に蔓延したのだ。

　暑い夏の間、ペストによる死者はとどまるところ
を知らず増え続け、9月に入った頃には1週間で
7165人が死亡した。宮廷や法曹関係者、議会と
いった富裕層や権力者の多くはロンドンから逃げ
出した。だが、ロンドン市長は市内にとどまり、感
染の拡大を食い止めるべく非常事態に対処する新
法を次々に発した。

ンドにもペストの波が押し寄せた。そして、1351年
末にはロシアに達する。ヨーロッパでペストの惨禍
を免れたのは、人口がわずかで外界との接触が少
なかったアイスランドとフィンランドだけだったと言
われている。

　ヨーロッパ全体で人口が増加し、人々の移動が
増えたせいで伝染病が拡大したことは間違いない。
しかし、伝染病がどのようにうつるかはほとんどわ
かっておらず、感染の拡大を防ごうにも手の打ちよ
うがなかった。当時のヨーロッパでは、伝染病は
一般的に人間が犯した罪に対する神の罰だとみな
されることが多かったが、ペストは特にその傾向が
強かった。人々は懺悔をし、すべては運命だとあきら
らめた。

　ヨーロッパを席巻したペストは1353年にようやく
おさまったが、その後も小規模な流行があちこちで
散見された。イギリスでは、15世紀に入ってもしぶ
とくペストが残っていた。1563年には、ロンドンで

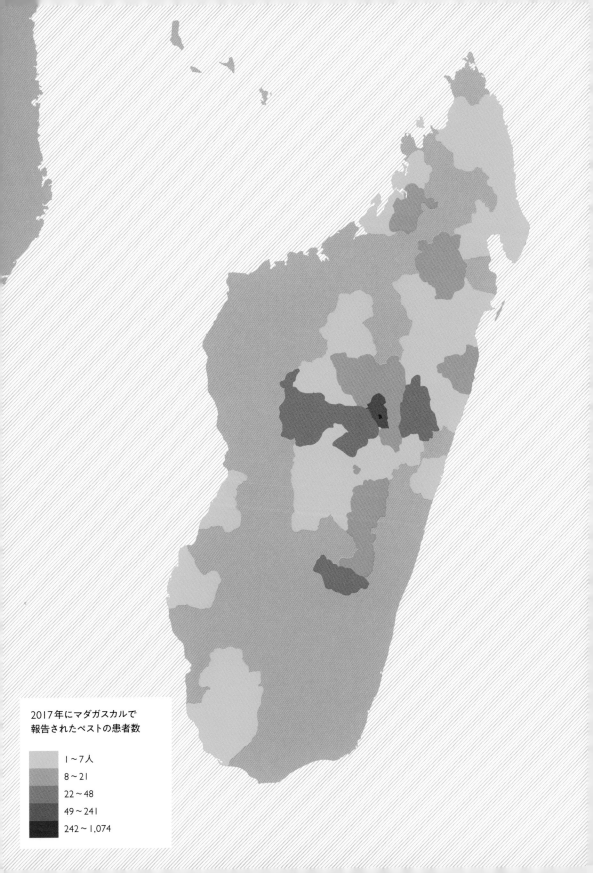

2017年にマダガスカルで
報告されたペストの患者数

1～7人
8～21
22～48
49～241
242～1,074

患者は食事を与えられる代わりに外出が禁じられ、死体探しを金で引き受ける「捜索隊」が出された。見つかった死体は夜のうちに荷車で運ばれ、ロンドンウォールの外側に埋葬された。徒歩でロンドンから地方に逃げ出そうとした貧しい人々は、地元の住民に力づくで追い払われた。これらの対策はロンドンを惨禍から守ることはできなかったが、ペストの流行をロンドン市内に封じ込めることにはほぼ成功した。

大流行時の伝説的な逸話として、ダービーシャーのイーム村はイギリスで今なお語り継がれている。イーム村がペストに見舞われたのは9月。ロンドンから運ばれてきた布地の束にペスト菌を持ったノミが潜んでいたのではないかと言われている。ペストが広がり始めると、教区牧師が村の外に出ないように村人たちを説得して回った。およそ350人の村人のうち、259人が死亡したと伝わる。いかにも想像力を刺激する話だが、現代の歴史学者たちは村人の死亡率は高くても50％程度であり、隔離措置が取られたのはイーム村だけではなかったと指摘している。

一般に、秋になって気温が下がるとペストの勢いは衰える。詳細な日記をつけていたことで有名なイングランドの官僚のサミュエル・ピープスは、10月半ばに次のように書いている。「しかし、通りに人影はなく、憂鬱なことに大勢の病気の貧乏人が通りで苦しみもだえている（中略）だが、今週は大幅な減少が大いに期待される」

ピープスの期待は現実となり、ロンドンのペスト大流行は終焉を迎えた。公式発表の死者数は6万8596人だったが、実際は10万人以上が亡くなったと考えられている。

## 現代のペスト

3回目の大流行にして最後の世界規模の流行は1860年代に中国で発生し、1894年に香港に達っした。それからはお決まりの流行パターンをたどって世界中の港湾都市に広がっていった。20年間続いた流行によって1000万〜1200万人の死者が出たと推定されている。20世紀前半にはインドでペストが流行し、ベトナムでは1960年代から70年代にかけてのベトナム戦争中に流行した。サハラ以南のアフリカやマダガスカルでは、現在もペストは珍しくなく、報告症例数の95％以上をこの地域が占める。

現代のペストが発生した時期は、伝染病の科学的な解明が大きく進展した頃と重なる。ルイ・パスツールの細菌説を足がかりに、19世紀後半から20世紀初頭には様々な伝染病を引き起こす多数の細菌が発見された。

香港に現代のペストが到達した1894年に、フランスの細菌学者アレクサンドル・イェルサンや日本の北里柴三郎（きたさとしばさぶろう）がペストの病原体となる細菌を発見し、感染経路を明らかにした。

それからまもなく、都市部ではネズミが関与するペストは終息したものの、南北アメリカ、アフリカ、アジアではジリスなど現地に生息する小型の哺乳類の保菌が増えた。このような新たな保菌動物の登場により、米国西部を含む多数の地域でペストは風土病になった。2017年10月の時点で、ペストはコンゴ民主共和国、マダガスカル、ペルーで最大の風土病となっている。

ペストは感染拡大が速く、死亡率も高いため、ペスト患者の遺体を城壁越しに投げ込んだり、飛行機からペスト菌を持ったノミをばらまいたりという荒っぽいやり方で、何百年も前から生物兵器として利用されてきた。近年は、テロリストに利用される恐れがあるとして、安全保障における脅威に指定されている。米国の専門委員会は、「噴霧できる状態にしたペスト菌」は恐ろしい武器になる可能性があると警告している。

# 発疹チフス

ほっ　しん

||||||||||||||||

# Typhus

病原体　細菌の一種、発疹チフスリケッチア（*Rickettsia prowazekii*）

感染経路　ヒトジラミの一種、コロモジラミ

症状　頭痛、悪寒、極度の衰弱、高熱、咳、ひどい筋肉痛などの症状の後、体幹上部に灰色の発疹が出て、通常は顔、手のひら、足の裏を除く全身に広がる

発生状況　第二次世界大戦以降は、流行のほとんどがブルンジ、エチオピア、ルワンダで報告されている。1997年のブルンジでの患者数は2万人

流行状況　中央アフリカと東アフリカ、中南米、アジアのやや寒冷な地域で、刑務所や難民キャンプなど衛生状態が悪く、人が過剰に密集する場所で流行する

予防　一般的な衛生環境の整備、シラミが大量にいる場合は殺虫剤を使用

治療　抗生物質の投与

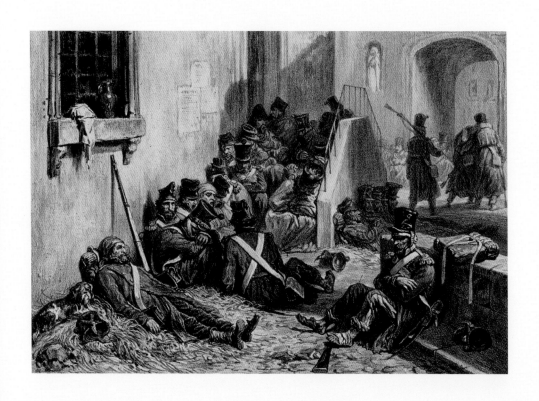

ドイツの都市マインツの通りに横たわる、
発疹チフスに冒された兵士たちを描いた19世紀の石版画

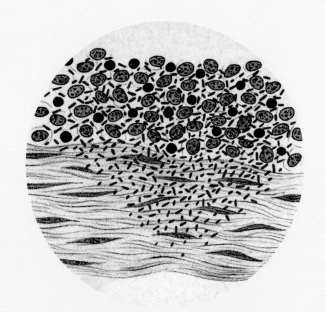

発疹チフス菌に感染した腸の図

「発疹チフスの歴史は(中略)人類の苦難を物語る歴史だ」。こう書いたのは、19世紀ドイツの感染症学者アウグスト・ヒルシュだ。ヒルシュが発疹チフスを名指ししたのは、この病気が数世紀以上にわたって弱い立場に置かれた人たちを苦しめてきたからだ。監獄でひどい扱いを受ける囚人や不潔でごみごみしたスラム街の住民、飢えに悩まされる人々や戦場で戦う兵士といった、これ以上ないほど惨めな状況に置かれた人々がこの病気に狙われ続けてきた。発疹チフスが「監獄熱」「収容所熱」「戦争熱」といった別名で知られるようになったのもこのためだ。にもかかわらず、患者の方が衛生意識が低く無知とのそしりを受けることもあった。

昔から戦争や飢饉の最中に、発疹チフスと赤痢と飢餓が同時に発生し、多数の死者を出すことがよくあった。18〜19世紀にアイルランドで発生したジャガイモ飢饉はその典型的な例だ。

発疹チフスの病原体は、細菌の一種である発疹チフスリケッチアで、ロッキー山紅斑熱、リケッチア痘、アフリカダニ熱、オーストラリアダニチフス、日本紅斑熱などの病気はすべてこの仲間の細菌が引き起こす。リケッチアは、細胞内寄生性グラム陰性菌に分類される非常に小さい細菌だ。

発疹チフスリケッチアはコロモジラミによって媒介される。コロモジラミは衣類に寄生し、チフス熱にかかった人間の血を吸うことで菌を持つようになる。保菌しているシラミが宿主を変え、血を吸うときにリケッチアを出す。また、シラミが残した便をこすったり、噛まれて傷ができたところでシラミを叩き潰したりすると感染する。アタマジラミやケジラミはチフスを媒介することはない。人が多く不衛生な場所ではシラミが広がりやすいが、特にコロモジラミは人間が服を重ね着し、使う毛布の数が増える、寒冷で湿度の高い気候を好む。

## 最初の流行

発疹チフスの起源は明らかになっていないが、歴史学者は大昔からあった病気だと考えている。ペロポネソス戦争が行われていた紀元前430年にアテネの疫病と呼ばれる伝染病が流行したが（記録に残っている中では初めての伝染病の大流行だった）、これは発疹チフスだったのではないかという説がある。総死者数は当時のアテネの人口の約25％、7万5000〜10万人程度だったと言われるが、なんといっても昔の話で、おおよその数字を出すことですら容易ではない。

アテネの疫病を経験しながらも命拾いしたギリシャの歴史学者トゥキディデスは、その病気の症状についてかなり具体的な記録を残している。疫病は頭部の「激しい高熱」から始まり、目が真っ赤になり、「やがてのどや舌などの体の内側で出血が起こり、不自然で嫌な臭いの息をするようになる」。その後でくしゃみや咳が出るようになり、さらに下痢、嘔吐、激しい痙攣に襲われる。それが過ぎると体のいたるところに膿疱と潰瘍ができて、耐え難いほどの激しい渇きが襲う。ほとんどの患者は7日目か8日目に死亡する。だが、ここで説明されている症状は多岐にわたり、他にも当てはまりうる病気はいくつもある。天然痘、腸チフス、腺ペストなどが候補に挙げられているが、エボラ出血熱ではないかという意見もある。

## ヨーロッパの戦争と監獄の常連

15世紀頃まではヨーロッパ各地で戦乱が相次ぎ、信頼できる記録がない。発疹チフスがヨーロッパを大きく揺さぶるようになったのは、スペインがイスラム教徒とイベリア半島をめぐって800年間続けていた戦争がようやく終わる1480〜90年頃だろう。

その最後の戦いとなったグラナダの戦いで、スペインは数千人の兵士を発疹チフスで失った。さらに、オスマン帝国との戦いや三十年戦争、バルト三国をめぐる争い、イングランド内戦など、発疹チフスはその後数世紀の間、ヨーロッパ各地で起こる戦争で流行した。1812年のナポレオンのロシア遠征が失敗に終わったのは、発疹チフスも大きな要因だったのではないかと言われている。

イギリスの監獄や裁判所でも、発疹チフスはたびたび流行していた。大勢が詰め込まれた衛生状態の悪い監獄では、多くの囚人が命を落とした。当時は死刑が珍しくない時代だったが、絞首刑より発疹チフスで死ぬ囚人の方が多かったという。1577年の夏にはオックスフォードの巡回裁判（定期的にロンドンから各州に裁判官を派遣して刑事裁判を行った制度）で発疹チフスの流行が起こり、財務府主席法官ロバート・ベル卿をはじめ300人以上の死者を出した。これはのちに「黒い巡回裁判」と呼ばれるようになった。また、1730年にイングランド南西部で行われた四旬節巡回裁判では、州長官、裁判官、法廷弁護士、廷吏の全員が死亡している。

1737年に、ロンドンのオールドベイリーに立つ中央刑事裁判所が改築され、法廷を壁で囲い、隣のニューゲート刑務所に続く通路が新設された。しかし、この改築は裏目に出て、かえって感染リスクを高める結果となり、1750年に発生した発疹チフスの流行では60人が死亡した。死者のほとんどは囚人だったが、市長と裁判官2人も犠牲になった。調査の結果、こうした事態を引き起こした劣悪な環境が明らかとなった。捜査担当者は「囚人に対する恐ろしいほどの配慮の欠如」があったと述べている。

当時はよどんだ空気と悪臭が病気を引き起こすと考えられていたため、裁判官たちは法廷に香草や花を持ち込んで臭いを防ごうとした。この習慣は現在でもイギリスの式典で見ることができる。

## アイルランド熱

18世紀から19世紀にかけて、アイルランドは伝染病の流行に悩まされてきたが、そのすべてにジャガイモの不作が関係していた。当時、ジャガイモは貧困層の主食だった。ジャガイモ飢饉と呼ばれる大飢饉が発生した1847年、アイルランドからリバプールに大勢の移民が押し寄せたが、病人や飢餓状態の者が多かったため、リバプールでは病院のベッドが不足した。発疹チフスの患者は波止場近くの倉庫に作られた急ごしらえの「熱病小屋」で看病を受けた。

一時はリバプールで6万人が病に伏したが、患者の大半はアイルランド人だったため、発疹チフスはアイルランド熱と呼ばれるようになった。一部の地元住民たちは、アイルランド人は酒を飲んで自堕落な生活をしているせいで病気になった、いわば自業自得だと噂した。

カナダでも同じようなことがあった。1847年の発疹チフスの流行で2万人以上が死亡したが、その大部分はぎゅうぎゅうに人が詰め込まれ、とても航海できるような状態ではなかったおんぼろ船の中で病気にかかったアイルランドからの移民だった。

## 新世界チフス

コロンブスが来る以前に、アメリカ地域に発疹チフスが存在していたかどうかはわからない。ただ、16世紀後半のどこかの時点で大西洋を渡った可能性がある。メキシコの山岳地帯で流行し、200万人が犠牲になった悪性の伝染病「ココリツトリ」は、発疹チフスだった可能性がある。15世紀から16世紀にスペインからやってきた侵略者たちが悩まされた「モドッロ」と呼ばれる病気の正体も、発疹チフスだったのではないかと考える歴史学者もいる。

米国北東部のニューイングランド地方で1629年に入植者と先住民を襲ったのは正真正銘の発疹チフスで、その後200年以上にわたってじわじわと東に勢力を伸ばしていった。

## 発疹チフスの拡大防止

深刻な被害を被ったのは海軍も同様だった。だが18世紀のイギリス海軍では、船医のジェームズ・リンド（柑橘類の果汁で壊血病を予防できると主張したことで有名な医師）が船乗りたちに、服を脱いで、体を念入りに洗って、ひげをそり、清潔な服を着るように命じたおかげで、発疹チフスを媒介するシラミを軍艦内にほとんど寄せつけずにすんだ。

1910年にチュニスのパスツール研究所で、発疹チフスはコロモジラミが媒介することをシャルル・ニコルが発見したことで状況は大きく変わった。第一次世界大戦の西部戦線では各国がシラミの駆除を行ったため、一度も流行は起こらなかった。だが、東部ではやや事情が異なっていた。セルビアでは戦争が始まってからの半年間で15万人が発疹チフスで命を落とし、革命後のロシアでは何年もの間発疹チフスが蔓延した。1918〜22年の間にソビエト連邦と東ヨーロッパで合計3000万人が発疹チフスにかかり、推定300万人が亡くなった。ソビエトの指導者ウラジーミル・レーニンは次のように発言したという。「社会主義がシラミを打ち負かすか、シラミが社会主義を打ち負かすかだ」

第二次世界大戦中の1939年に、イギリス政府は軍に入隊するアイルランド人の適性検査を開始した。シラミ持ちは体毛をそられ、裸で浴槽の中に立たされたまま、ゴムエプロンとゴム長靴を身につけた付添人に消毒剤をかけられる。主席医務官は彼らの「羞恥と恐怖と激しい怒り」が手にとるように伝わってきたと述べている。確かにやり方はひどかったが、方向性は間違っていなかった。

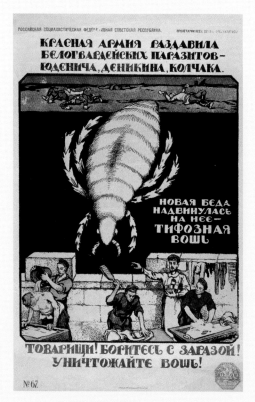

ソビエト社会主義共和国連邦のポスター（1921年）。
ロシア革命で白軍が打ち破られた後も、発疹チフスを運ぶ
コロモジラミという新たな"白"の惨禍が現れた

　1943年には北アフリカから帰国したイタリアの部隊がナポリに発疹チフスを持ち込んだ。最初は囚人たちの間で流行し、やがて市民にも広がった。ナチスがアムステルダムに隠れ住んでいた14歳のアンネ・フランクとその家族を見つけたのはその翌年で、ベルゲン・ベルゼン強制収容所に送られたアンネと妹のマルゴットは、4カ月後発疹チフスで命を落とした。

　第二次世界大戦中には強力な殺虫剤ジクロロジフェニルトリクロロエタン（DDT）がシラミ予防に使われるようになり、奇跡の薬として称賛を浴びた。薬を人間に直接吹きかけることすらあった。DDTは発疹チフスから人間を守ってくれたが、不運なことにその効果はコロモジラミだけに発揮されるわけではなく、人間を含む多くの生物にも害を及ぼすことがわかった。現在ではDDTは世界のほとんどの地域で使用が禁止されているが、アフリカの一部ではマラリアを防ぐために効果がリスクを上回ると考えられる場合にのみ、ごく限られた範囲での使用が認められている。

## 最近の流行

　2006年に米国ペンシルバニア州のキャンプ場で働く従業員の1人が森林発疹チフスと診断された。森林発疹チフスはシラミが媒介する普通の発疹チフスと病原体は同じだが、モモンガと密接に接触することとの関連性が認められている。過去2年間にさらに3人の従業員が同じ病気に感染していたことが判明した。彼らは同じ山小屋で寝泊まりし、ベッドのすぐそばの壁の内側でモモンガの姿を見るか、物音を聞くかしていた。

　森林発疹チフスが最初に見つかった1976年から2002年までの間に米国で報告された患者数はわずか41人に過ぎない。モモンガを調査した結果、71％が発疹チフスリケッチアに感染していた。保菌したノミやシラミがモモンガについていたことが原因で人間に感染したのではないかと考えられるが、正確な感染経路はわかっていない。

　現在では発疹チフスは世界的にもまれな病気となっているが、アフリカの中央から東部、中南米、アジアの山岳地帯や寒冷な地域では完全には姿を消していない。最近の流行のほとんどはブルンジ、エチオピア、ルワンダで報告されている。ブルンジでは数年の空白期間を経たのち、1995年にンゴジ刑務所で発疹チフスの流行が発生し、内戦で76万人が劣悪な環境の難民キャンプで生活していた1997年にも再流行した。

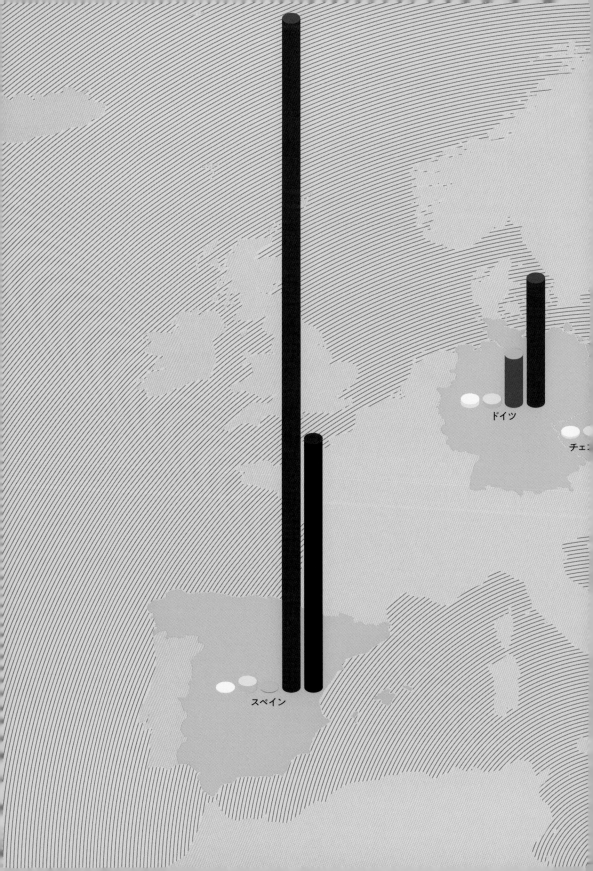

スペイン

ドイツ

チェ

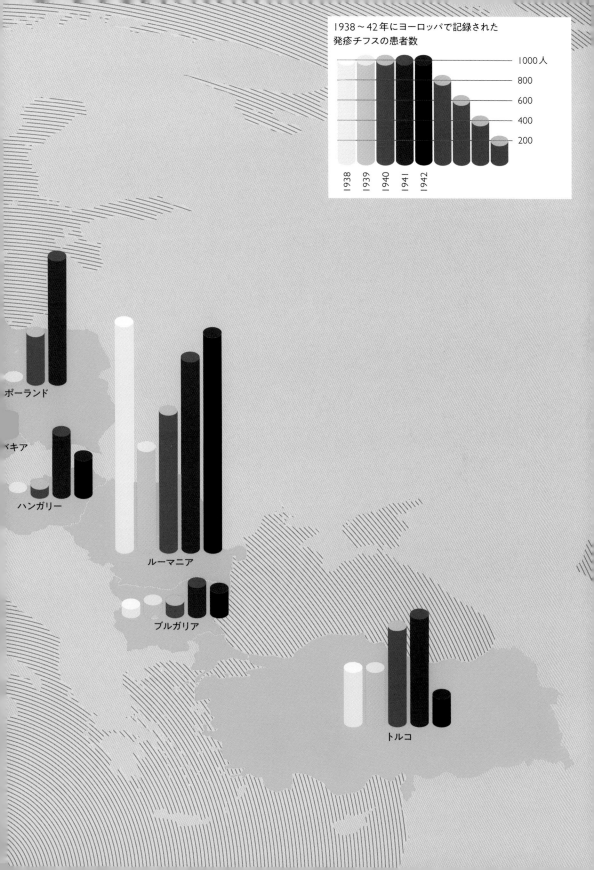

1938～42年にヨーロッパで記録された
発疹チフスの患者数

1000人
800
600
400
200

1938 1939 1940 1941 1942

ポーランド

バキア

ハンガリー

ルーマニア

ブルガリア

トルコ

# 黄熱

IIIIIIIIIIIIIIII

# Yellow fever

病原体　フラビウイルス属のウイルス

感染経路　感染した蚊

症状　発熱、頭痛、黄疸、筋肉痛、吐き気、嘔吐、倦怠感

発生状況　アフリカと南米のうち熱帯から亜熱帯にかけての地域

流行状況　不明。2013年の世界での重症例は8万4000〜17万人、死者は2万9000〜6万人という推定が出ているが、実際の数字はもっと多いと考えられている

予防　予防接種

治療　特別な治療法はなく、薬での対症療法を行う

グローバル戦略　世界保健機関（WHO）は、リスクがある地域の住民に対する手頃な価格での予防接種の実施や速やかな流行の封じ込めなどの対策により、2026年までに黄熱の排除を目指している

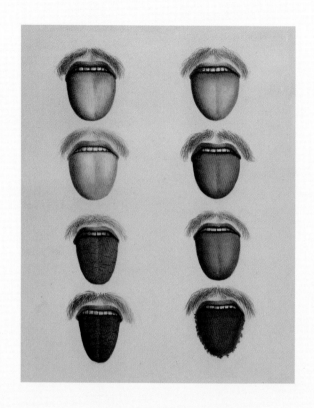

黄熱の病期ごとの舌の状態（1820年）

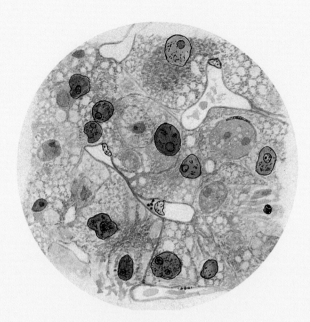

黄熱患者から採取された肝臓の切片を描いた水彩画（1920年頃）

　米国の首都に立つワシントン大聖堂の戦争記念チャペルのステンドグラスには、聖人の姿ではなく、注射針を持った若い男性と蚊が描かれている。今でこそ名を知る人は少ないが、医師のジェシー・W・ラジアーだ。ラジアーは医学にその身を捧げ、このような珍しい形で記念されることになった。

　1900年、米軍ハバナ基地の軍医だった34歳のラジアーは、黄熱の原因を探るために設立された新たな研究委員会に加わることになった。1898年にキューバをめぐって米国とスペインが繰り広げた米西戦争において、米軍では、戦傷で命を落とした兵士の数が300人に満たなかったのに対して、キューバでの黄熱による死者は3000人近くにのぼった。黄熱の感染拡大を防ぐ方法を見つけることは、米軍の最優先課題となっていた。

　これに先立つ1881年、キューバの医師カルロ

ス・フィンレイは黄熱が蚊によって広がる可能性を指摘していた。当初、彼の説はいくぶん懐疑的に受け止められていたが、1899年に蚊がマラリアを媒介することが明らかになると、フィンレイの説も真面目に取り上げられるようになった。

　米国の黄熱研究委員会の委員長であり軍医でもあった細菌学者のウォルター・リードは、1900年の段階ですでに一つの可能性を除外していた。少なくとも、この病気は川から引かれた飲料水から感染する病気ではない。病気になるのは湿度が高く蚊の多い森林地帯で夜間移動を日常的に行っている兵士たちであり、そのような地域に足を踏み入れない者は黄熱にかからないことにリードは気づいた。

　そこで、ラジアーと同僚の医師ジェームズ・キャロルは、委員長のリードがワシントンDCへの出張

　動物由来感染症

で不在の間にフィンレイの仮説を検証してみることにした。彼らは感染した蚊に自ら刺されたのだ。ラジアーは妻に宛て、次のように書いている。「私には正しい微生物を追いかけているという手応えがある」。17日後にラジアーは死亡した。キャロルも重症だったが、命はとりとめた。

その後、リードは人里離れた奥地にいくつかの山小屋を建ててキャンプ・ラジアーを設立し、ボランティアの人間を使った実験を進めた。彼は被験者たちが実験の内容を理解できるように細心の注意を払った（これは当時としては異例のことだった）。「インフォームドコンセント」のはしりのような同意書も用意した。リードの実験により、黄熱は患者を刺した蚊が別の健康な人間を刺すことで感染が広がることが示された。さらに蚊が唯一の感染源であることもわかった。体液に直接触れることで人から人へ感染する可能性も指摘されていたが、この実験により否定された。

これらの発見をもとに、米国は徹底的な対策プログラムを導入した。殺虫剤を散布し、建物には網戸をつけ、沼の水を抜いた。プログラムは功を奏し、最初はハバナで、次に運河建設に携わる労働者たちが黄熱とマラリアにひどく悩まされていたパナマでも、黄熱はほぼ姿を消した。

## アフリカの熱帯雨林から新世界へ

黄熱の起源は不明だが、その病原体は中央アフリカの熱帯雨林で誕生したのではないかと考えられている。世代を経るうちに、アフリカの人々は病気に対する抵抗力を身につけ、現地では子供のうちにかかる軽い病気になったのだろう。だが、16世紀から17世紀にかけてアフリカ大陸にやってきたヨーロッパの奴隷商人たちはそのような免疫を持たなかったため、ひとたまりもなかった。

南北アメリカ大陸に黄熱を持ち込んだのは、ス

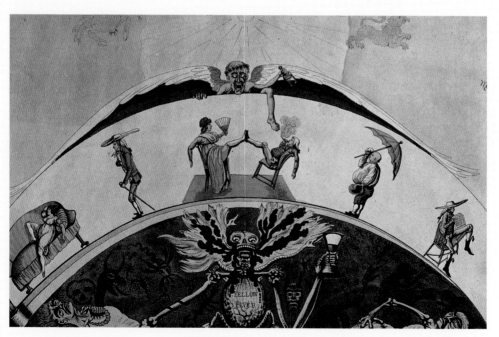

パロディ化された宇宙図。ジャマイカの植民地支配者層の足元では、黄熱の地獄が繰り広げられている（1800年頃）

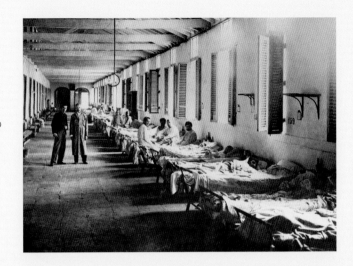

キューバのハバナの黄熱専門病院の
男性用大部屋（1899年頃）

ペインのコンキスタドールと奴隷として連れてこら
れた人々だった。記録に残る最初の流行は1647
年のバルバドスで、その翌年にはキューバとメキシ
コ南東部のユカタン半島でも黄熱が流行した。

　「ジェンキンスの耳戦争」という変わった名前の
戦争が繰り広げられていた1741年には、コロンビ
アの港湾都市カルタヘナを包囲したイギリス軍が、
黄熱をはじめとする伝染病によってかなりの戦力を
失った。犠牲となったのは1万2000人のうち8000
人前後とも、2万7000人のうち1万2000人程度と
も言われている。

　18世紀の終わりまでに、黄熱はボストンからリ
オ・デ・ジャネイロにおよぶ南北アメリカ大陸の東
海岸沿いの地域に定着した。フィラデルフィアでは
1793年に発生した黄熱でおそらく住民の10％が
死亡し、人口の3分の1以上が町から逃げ出した。
ニューオーリンズでは何度も黄熱が流行し、1853
年の流行では推定9000人が死亡した。メンフィス
は1878年と1879年の相次ぐ流行で町が壊滅状

態になった。

　やがて黄熱は「黄色のジャック」と呼ばれるよう
になった。黄疸のために皮膚が黄色くなることもそ
う呼ばれた理由の一つだが、船の中で黄熱病患
者が出ると、船が港に入る時に黄色の旗を掲げて
知らせたためでもある。

　ポルトガルのリスボン、フランスのサン＝ナゼー
ル、ウェールズのスウォンジーなど、ヨーロッパの
西側に位置する港町も被害を受けた。1865年にス
ウォンジーで起こった流行は、異常なほどの暑さが
続いた時期にキューバからの船が蚊を運んできた
ことが原因だと考えられている。船が到着してから
の25日間で、少なくとも27人が発病し、そのうち
15人が死亡した。

　黄熱は症状の恐ろしさと高い死亡率のせいで、
たいていの場所でパニックを引き起こした。1897年
にメンフィスに住む一人の男性が、自身の姪らしき
若い女性の死の惨状について書き残している。「ル
シールは火曜日の夜10時に死んだ。目を覆うばか

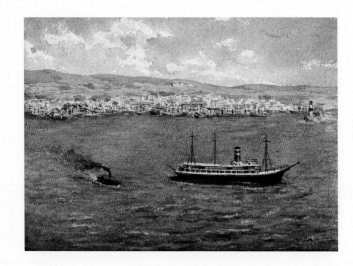

黄熱の発生を知らせる、黄色の検疫旗を掲げた船。港からある程度の距離を置いて停泊している

りの苦しみようだった（中略）哀れな少女の叫び声は住人の半数に届いただろう」

この病気の特徴の一つは、胃酸により胃の内容物が黒くなることだ。患者の嘔吐物はコーヒー豆のように見えるため、スペイン語で黄熱は「黒い嘔吐」と呼ばれる。また、よそから来た人間が黄熱流行のきっかけになることも多かったため、英語で「異邦人の病気」と呼ばれることもあった。

感染経路が明らかになる前は、黄熱は瘴気が引き起こす病気だと広く信じられていた。瘴気とは、高温多湿の気候で汚物から発生する悪臭のことだ。フィラデルフィアの流行では、腐ったコーヒー豆の山が犯人だと思われていた。

もっとも、誰もがそれを信じていたわけではない。19世紀のニューオーリンズのある医師は次のように記している。「ここには暑さと湿気があり、イヌやネコ、ニワトリの死骸も通りのいたるところに転がっており、大勢の医師が手ぐすねをひいて待ち構えている。でも、黄色のジャックはやってこないだろう」

## 生息環境が違えば、種類も変わる

黄熱ウイルスは、生息環境の異なる2種類の蚊によって媒介される。屋内に生息するイエカ（屋内種）と、ジャングルなどに生息するヤブカ（野外種）で、さらにどちらの環境にも生息する半屋内種の蚊もいる。一度黄熱ウイルスを持った蚊は、生涯にわたって保有し続ける。感染サイクルには3つのタイプが存在する。森林（ジャングル）型黄熱は、熱帯雨林で発生する。この地域での主な宿主はサルだ。黄熱ウイルスに感染したサルをヤブカが刺し、その蚊が別のサルを刺すことで感染が広がる。時おり、人間が仕事や余暇などで森に入り、蚊に刺されて発病することもある。

屋内でも野外でも活動する半屋内種の蚊が媒介する中間型黄熱は、サルと人間のどちらにも感染する。人間とウイルスを持った蚊の接触が増えるにつれて、病気も広がりやすくなり、多くの村で同時

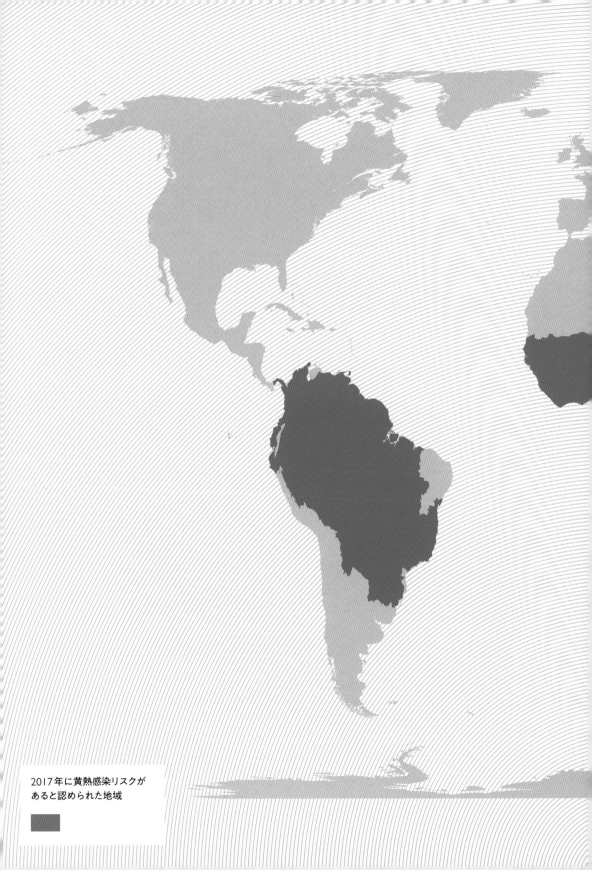

2017年に黄熱感染リスクが
あると認められた地域

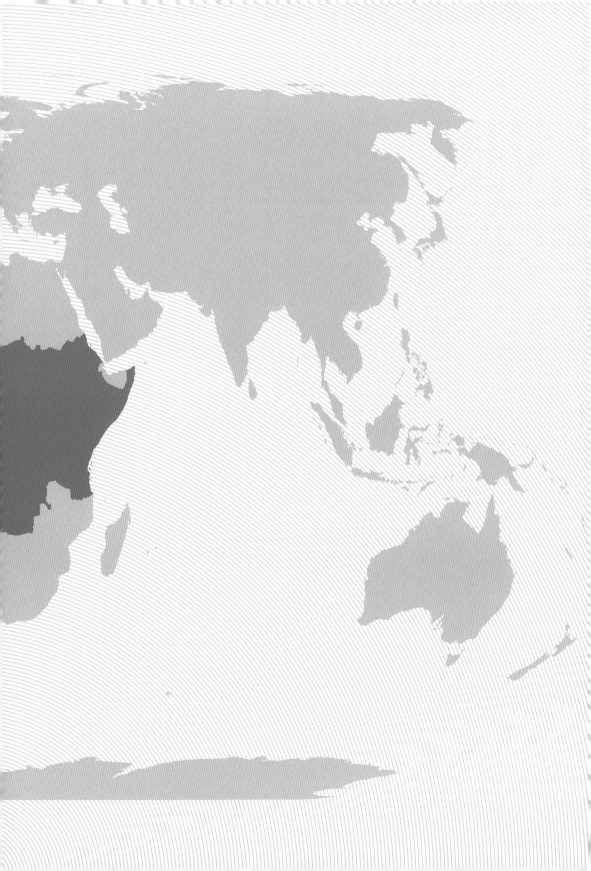

に流行することになる。この流行スタイルがアフリカで最も一般的に見られるものだ。

第三の感染タイプは、都市型黄熱と呼ばれるもので、大流行の原因となる。都市は人口が多く、蚊が高い密度で生息し、ほとんどの人が免疫を持たない。こうした地域に感染者がウイルスを持ち込むと、ウイルスを持った蚊が人から人へと感染を広げていく。

## | 21世紀の黄熱 |

黄熱は、今のところアフリカや中南米の熱帯地域のみにとどまっている。2013年の重症例は8万4000～17万人、死亡例は2万9000～6万人と推定される。現在、全世界での患者数はわからないが、報告数よりはるかに多いと考えられており、実際の患者数は公式発表の10～250倍に達する可能性もある。

だが、黄熱の制圧は進んでいる。2006年に、世界保健機関（WHO）は安全で効果の高いワクチンをどこでも安価に受けられるようにするための取り組みを開始した。

黄熱ワクチンの開発は時間のかかる困難な仕事で、完成に至るまでには高度な科学技術を必要とした。長く使用されてきたワクチンは2種類ある。1930年代以降、ほとんどの欧米諸国では米国のロックフェラー財団が製造するワクチンが、フランス本国とアフリカの植民地ではイギリスとフランスのパスツール研究所が開発したワクチンが使われてきた。1982年以降は17Dと呼ばれるワクチンに統一された。

西アフリカでは2016年までに1億500万人を超える人々がワクチンの接種を受け、2015年にこの

地域での流行は報告されていない。一方で、2018年1月までの半年間にブラジルで35人の患者が報告され、20人が死亡した。145人に感染の疑いがあって調査中のことだった。

厳重な対策プログラムが功を奏し、都市型黄熱を運ぶネッタイシマカはある時を境に中南米のほとんどの地域から姿を消した。きっかけは1940年代に世界初の合成殺虫剤、DDT（ジクロロジフェニルトリクロロエタン）が登場したことだ。この薬は防除に優れた効果を発揮した。全米保健機関（PAHO）は、ネッタイシマカは南北アメリカ大陸の22カ国で根絶やしになったと発表した。だが1960年代に入ると、DDTが環境や人体に与える影響に対する不安が広がる。2004年には、DDTの使用をアフリカの一部地域に限定し、マラリア対策以外の目的で使用することを禁止した国際条約、残留性有機汚染物質に関するストックホルム条約が発効した。

最近になって、ネッタイシマカが都市部に再び姿を現すようになっている。蚊が卵を産み付ける貯水槽や水がたまる場所で幼虫を駆除するために、殺虫剤を使用するなどの対策がとられている。しかし、こうした対策プログラムでは森林に生息するヤブカとは戦えそうにない。

WHOは患者の発生を速やかに発見し、大規模な緊急ワクチン接種を行うことが感染拡大を防ぐためには不可欠だとしている。また、黄熱のリスクがある国では、基本的な検査機能を備えた研究機関を少なくとも1カ所は持つことを推奨している。そして予防接種を受けていない住民で確定例が1人出れば、速やかに流行として分類する。時には黄熱のない国に旅行者が持ち込むこともあるため、多くの国では入国時に予防接種証明書の提示が求められている。

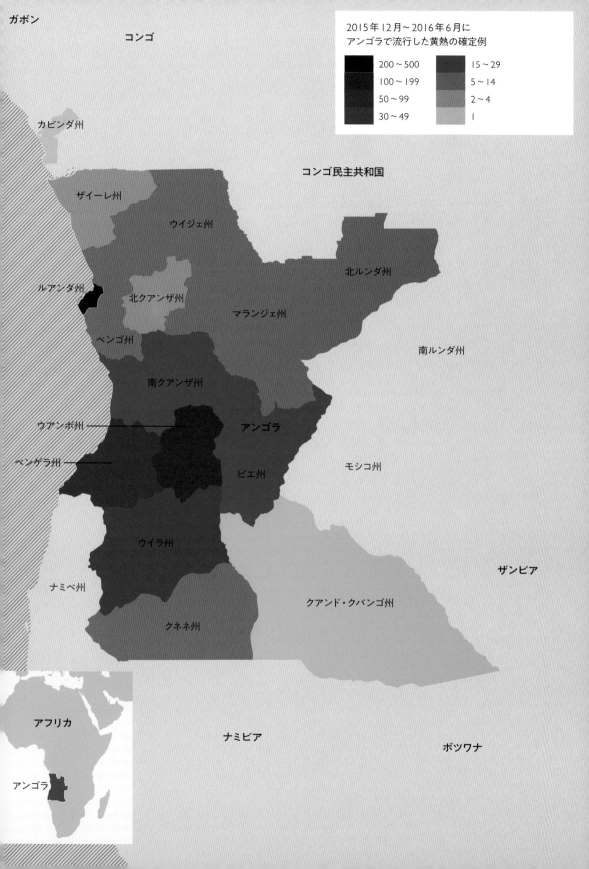

ガボン

コンゴ

コンゴ民主共和国

2015年12月～2016年6月に
アンゴラで流行した黄熱の確定例

200～500　15～29
100～199　5～14
50～99　2～4
30～49　1

カビンダ州

ザイーレ州

ウイジェ州

北ルンダ州

ルアンダ州

北クアンザ州

マランジェ州

南ルンダ州

ベンゴ州

南クアンザ州

ウアンボ州

アンゴラ

ベンゲラ州

モシコ州

ビエ州

ウイラ州

ザンビア

ナミベ州

クアンド・クバンゴ州

クネネ州

アフリカ

ナミビア

ボツワナ

アンゴラ

# ジカ熱

<ruby>熱<rt>ねつ</rt></ruby>

||||||||||||||||

# Zika

**病原体** ジカウイルス

**感染経路** 主に蚊の媒介によるが、性行為により感染することもある

**症状** 発熱、発疹、結膜炎、筋肉痛、関節痛、不快感、頭痛。ジカウイルスは神経障害の一種であるギラン・バレー症候群を引き起こすことがあり、妊娠中の女性が感染すると子供が小頭症になる場合がある

**流行状況** アフリカ、アジア、カリブ海地域、中南米、メキシコ、太平洋諸島の一部地域

**予防** 蚊に刺されないように注意する。流行時には殺虫剤を使用する。また、性行為からの感染にも気をつける

**治療** 特別な治療法はなく、薬での対症療法になる

**グローバル戦略** ジカ熱が風土病となっている地域で、迅速な報告と封じ込めを行うようにする。蚊が卵を産める場所をなくし、蚊との接触を減らす

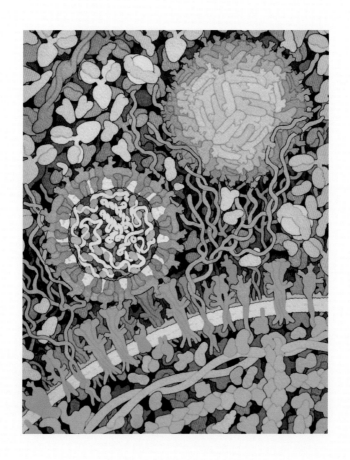

ジカウイルスの断面を描いた図

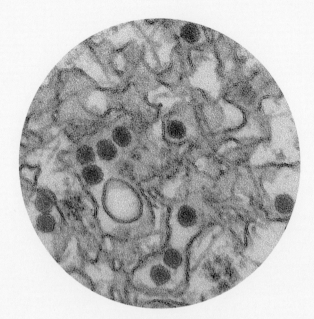

ジカウイルス粒子の顕微鏡画像

マヤラ・サントス・デ・オリベイラは16歳で"特別な"赤ちゃんのアレハンドロを出産した。妊娠中に発熱や発疹、筋肉痛などの症状が出ても、マヤラはそれをたいしたことだとは思わなかった。ブラジルで女性の権利を訴える活動家は、マヤラのような人々はずっとデング熱やチクングニア熱、マラリアなどの熱帯地域特有の病気と共存してきたと説明する。女性たちは口をそろえて言う。「(妊娠中に)いくらか痛みはありましたが、普段と違ったことは何もありませんでした」

## ┃新型ウイルスの登場┃

2015年、それまで特に害のないものと思われていた感染症が、何の前触れもなく人類の健康を脅かす存在へと変貌を遂げた。話は2007年にさかのぼる。60年の間息をひそめていたジカ熱が、西太平洋に浮かぶミクロネシア連邦のヤップ島で突然流行し始めた。島の人口の70%以上にあたる約5000人が感染したと推定されるが、入院を要する患者はおらず、死者も出なかった。科学者たちは、これはおそらく新型ウイルスで、流行を引き起こす可能性が高いと考えた。1970年代にも、ジカウイルスの仲間で、同じ種類の蚊が媒介するデングウイルスが引き起こすデング熱が、太平洋のあちこちの島で流行したことがあったからだ。

次の流行も突然で、前回以上に不安視されることになった。2013〜14年にフランス領ポリネシアでジカ熱が再び発生、7つの島で流行して患者はおよそ3万人にのぼった。前回と同じく死者は出なかったが、この病気が太平洋に根を下ろしたことは明らかだった。公衆衛生の専門家たちはジカ熱をこのまま無害な病気として見過ごすことはできないと判断した。

流行の最中とその後に、ごくまれな合併症を訴える患者が現れ始めた。42人がギラン・バレー症候群という重度の神経疾患を発症し(この数字は前年の患者数の20倍にあたる)、うち16人が集中治療室に運ばれた。しかし、過去にギラン・バレー症候群との関連が認められたデング熱も同じ地域で発生していたため、ジカ熱との関連性を確認することはできなかった。

## ブラジルに到達

ジカ熱がブラジルに上陸して、事態は大きく動いた。フランス領ポリネシアで検出されたウイルスとほぼ型が一致したため、ポリネシアからの旅行者がジカ熱をブラジルに持ち込んだことに疑いの余地はなかった。最初のうち、疫学者は2014年6〜7月にブラジルで開催されたサッカー・ワールドカップのために大勢の旅行者が押し寄せたことが原因だと考えたが、ジカ熱流行国のチームは参加していなかった。

次に注目されたのは、8月にリオ・デ・ジャネイロで開催されたカヌーの世界大会だった。この大会にはフランス領ポリネシアを含め、ジカ熱が流行している太平洋の島国4カ国が参加していた。

最初の症例が確認されたのは2015年5月だが、のちの研究でウイルスの侵入時期は2013年だとされた。さらに詳しい研究により、2014年12月頃にハイチでジカ熱が発生していたことが示されたが、流行が明らかになったのは2016年だった。どうやらフランス領ポリネシアのウイルスは、イースター島を経由して南米大陸に侵入したようだ。

## 南米での流行拡大

ブラジルに足がかりを築いたジカウイルスは、あっという間に国内に広がり、南米からカリブ海地域へとさらなる広がりを見せた。そして1年もたたないうちに、ジカ熱だけでなく黄熱やデング熱の主な媒介者でもあるネッタイシマカがほぼすべての国と地域でウイルスを持つようになった。爆発的な流行拡大を招いた要因は2つある。住民が免疫を持たなかったことと、蚊の生息地だったことだ。

世界保健機関(WHO)は、都市化が急速に進む熱帯地域の生活に順応するネッタイシマカのことを「究極まで都会化された蚊」だと表現する。この蚊はゴミの中でも、用水路でも、詰まった排水管でも、貯水タンクの中でも、タイヤの山でも、密集した建物の合間でも繁殖する。インフラがある場所ならどこでも(つまり、上水と下水さえあれば)、人間の人口増加を上回る勢いで蚊の数も増えていく。捨てられた瓶のふたやプラスチック製のラップでもネッタイシマカは繁殖できる。

2015年7月に、ブラジルはギラン・バレー症候群を含む神経疾患の増加を発表した。主に増えた地域は同国の北東部で、流行初期からジカ熱が発生していた場所だった。コロンビア、ドミニカ共和国、エルサルバドル、ベネズエラなど、ジカ熱の大流行があった他の国々でも、のちに同じパターンが繰り返された。

## ジカ熱と小頭症

10月に、ブラジルから新たな懸念を浮かび上がらせるもう一つの報告が届いた。8月以降に誕生した新生児のうち、54人が小頭症と診断されたというのだ。小頭症の赤ちゃんは頭が非常に小さく、脳が十分に発達しないため、重度の学習障害を起こす可能性が高い。このような状況と妊娠中の女性のジカウイルス感染に関係があるかもしれないというニュースは科学者たちを驚かせ、世界中がパニックになった。専門家が再びフランス領ポリネシアを調査したところ、ジカ熱の流行中または流行直

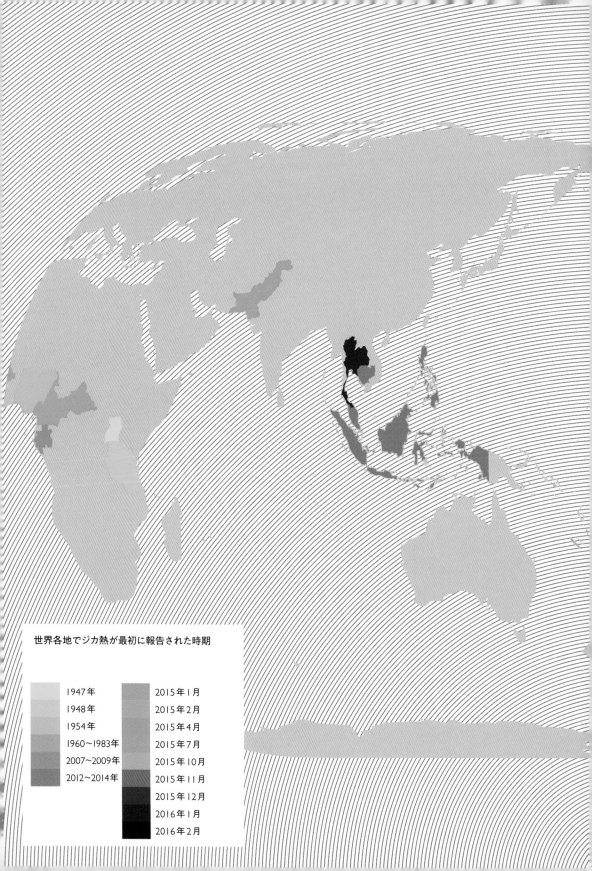

世界各地でジカ熱が最初に報告された時期

| | | | |
|---|---|---|---|
| | 1947年 | | 2015年1月 |
| | 1948年 | | 2015年2月 |
| | 1954年 | | 2015年4月 |
| | 1960~1983年 | | 2015年7月 |
| | 2007~2009年 | | 2015年10月 |
| | 2012~2014年 | | 2015年11月 |
| | | | 2015年12月 |
| | | | 2016年1月 |
| | | | 2016年2月 |

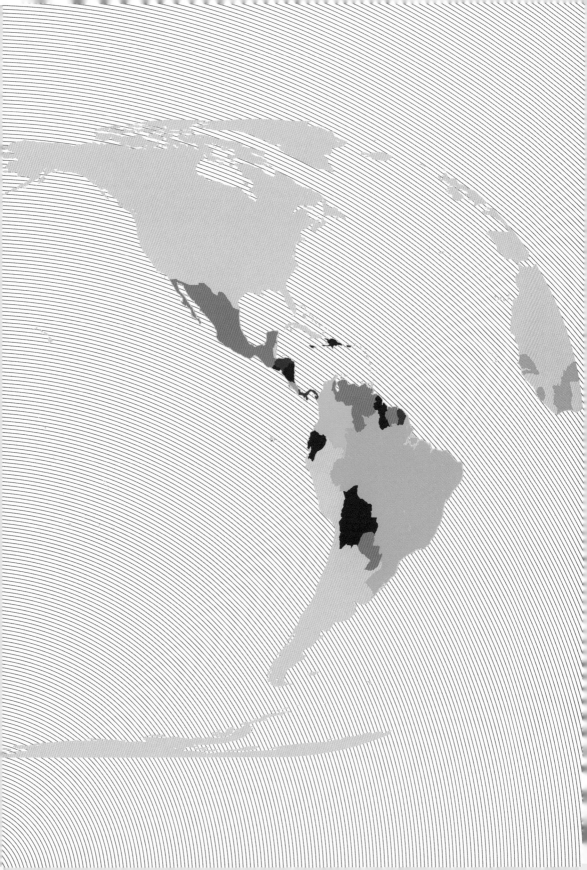

後に生まれた17人の赤ちゃんが、小頭症をはじめとする様々な重度の脳形成異常を発症していたことがわかった。

2016年1月に詳しい調査が行われ、ジカ熱とギラン・バレー症候群の関連がほぼ裏付けられた。WHOはただちに「国際的に懸念される公衆衛生上の緊急事態」を宣言した。同年4月に、米国疾病管理予防センター（CDC）が妊娠中のジカ熱の感染と新生児の小頭症には関連があると断定した。

WHOはアメリカ大陸でのジカ熱の発生について「痛ましい新生児の脳神経障害が起こるとは誰も想定していなかったため世界に衝撃が走った」と発表している。ジカウイルスのワクチンはなく、出産適齢期の女性は、蚊に刺されないようにするとか、妊娠を先延ばしにしたり、感染する恐れがある地域に旅行しないようにするといった注意をする以外に手立てはない。

費用の問題もある。ブラジルでいわゆる先天性ジカウイルス症候群（小頭症やその他の様々な障害）の赤ちゃんを出産した女性の多くは、年齢が若く貧しい層に属する。裕福な国では、小頭症の赤ちゃん1人にかかる費用は1000万ドル前後にのぼると推定される。貧困国では、育児の負担が母親に重くのしかかって働けない状況に追い込まれたり、医療や福祉制度を十分に利用できない場合があると、WHOは警鐘を鳴らす。

## 油断が招いた流行

黄熱やマラリアとは違い、ジカウイルスの感染経路は蚊だけではない。ブラジルで流行が始まる前から、ウイルスが性的接触によっても感染する可能性があることはすでに知られていたが、この経路による感染は以前に考えられていたよりも多かったことが判明した。

WHOによれば、ジカ熱の流行国には人口の中で貧困層が占める割合が高い傾向があるという。これらの国では、性の健康や家族計画にかかわるサービスを誰もが受けられるわけではない。最近の調査では、南米とカリブ海地域の国々は望まぬ妊娠の割合が56％ときわめて高いことが示された。この数字は世界の他のどの地域よりも高い。

予定外の妊娠の多さは、避妊を禁じてきたカトリックの教えによる影響もある。2016年に教皇フランシスコはジカ熱の感染拡大防止に避妊具の使用が役立つのではないかと発言して物議をかもした。避妊は「絶対的な悪」ではないと教皇は述べている。

熱帯地域に位置する途上国の都市では、経済的余裕がなく、エアコンや網戸はおろか、虫除けすら買えないという人も多い。水道がなく、下水設備が整っていなければ、容器に水を貯めるしかないが、そこは蚊の温床となる。

WHOは、ジカ熱の感染が増えた原因の一つとして、1940年代から50年代にかけて蚊の駆除が大成功を収めた後の油断があったのではないかと分析する。さらに、黄熱がほぼ姿を消したことで、蚊を駆除するための資金も枯渇していたとしている。それまでは最前線での予防に主眼が置かれていたWHOの戦略は、状況を監視し、流行の兆候が見られた場合に緊急対応を発動する体制の構築へと移っていた。

このような一時しのぎの対策の弱点はすでに明らかになってきている。例えば、デング熱の劇的な復活や、近年健康への大きな脅威となっているチクングニア熱（全身症状を伴う熱病の一種）の台頭、さらに西アフリカのエボラ出血熱発生の発見の遅れとその後の爆発的な流行、アフリカの都市型黄熱の再来などがその証拠だ。ジカ熱で「これらの弱点がはっきりとあぶり出されたのは必然だったようにみえる」というのがWHOの見解だ。

## わからないことだらけ

ブラジルの流行を受けて（2018年にも再び流行が発生している）大規模な調査が行われたが、ジカ熱についてはわからないことがまだ多い。アジアやアフリカの一部地域では数十年前からジカ熱が確認されているが、各地の集団はどの程度の免疫を獲得しているのだろうか？

アフリカでの感染パターンは森林サイクルと呼ばれ、サルの血を吸うヤブカが病気を媒介する。つまり、これまでに人間が感染したケースは非常に少ない。またジカ熱に感染しても、ほとんどは症状が出ないか、軽い症状ですむうえ、熱帯地域で一般的な数ある他のウイルス感染症と症状がよく似ているため、患者が見逃されている可能性もある。

ウイルスの様々な系統、集団における免疫力、今後考えられるウイルスの移行経路などの複雑な問題については現在も緊急調査が進められている。予防に関しては、世界中の昆虫の体内に生息するボルバキア（*Wolbachia pipientis*）と呼ばれる細菌に注目が集まっている。ボルバキアはミバエをウイルス感染から守ることが知られており、ジカウイルスをネッタイシマカに感染させないようにすることもできるかもしれない。

つい最近までは、無害で時間や手間をかけてまで研究する価値はないと思われていたジカ熱だが、それを取り巻く状況は大きく変わっている。

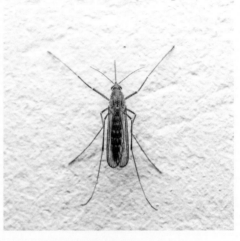

ジカウイルスは通常、蚊によって媒介される

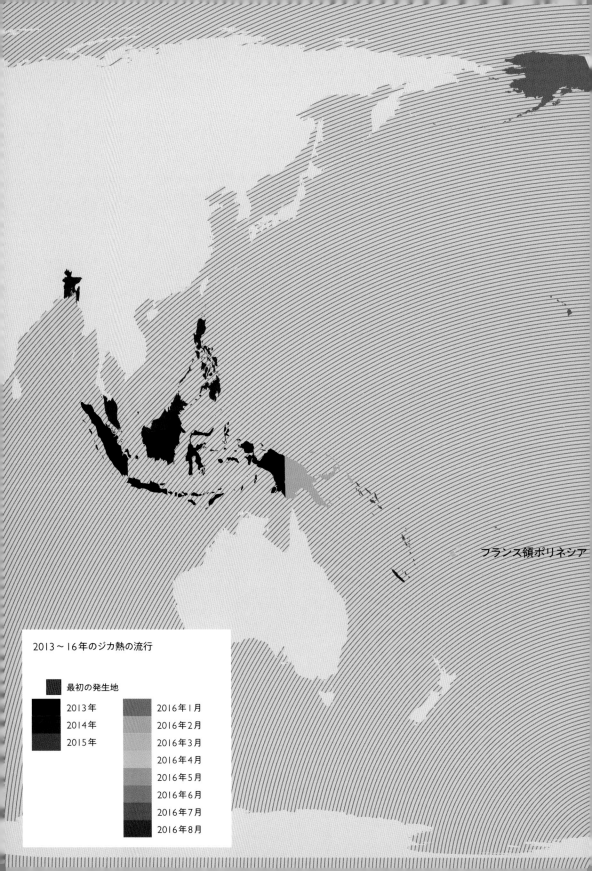

フランス領ポリネシア

2013～16年のジカ熱の流行

最初の発生地

2013年
2014年
2015年

2016年1月
2016年2月
2016年3月
2016年4月
2016年5月
2016年6月
2016年7月
2016年8月

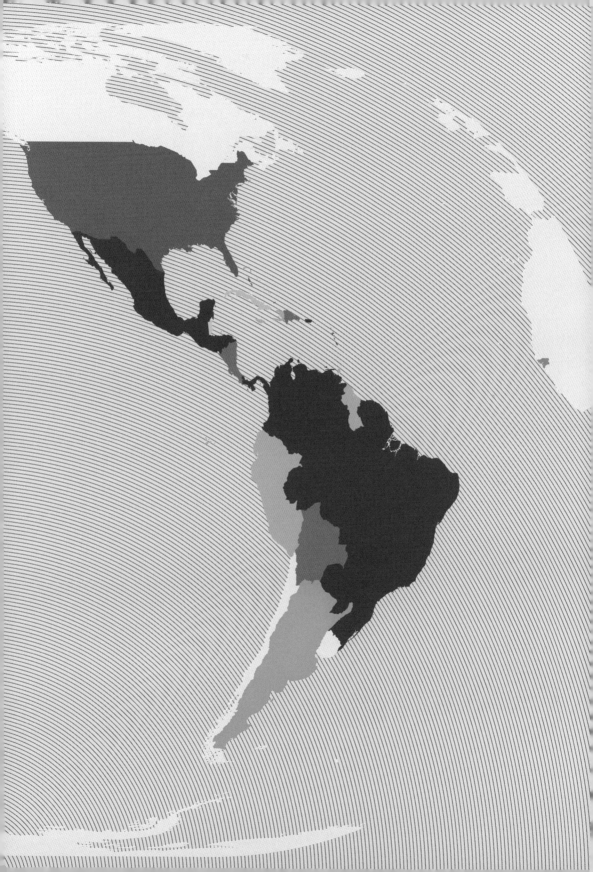

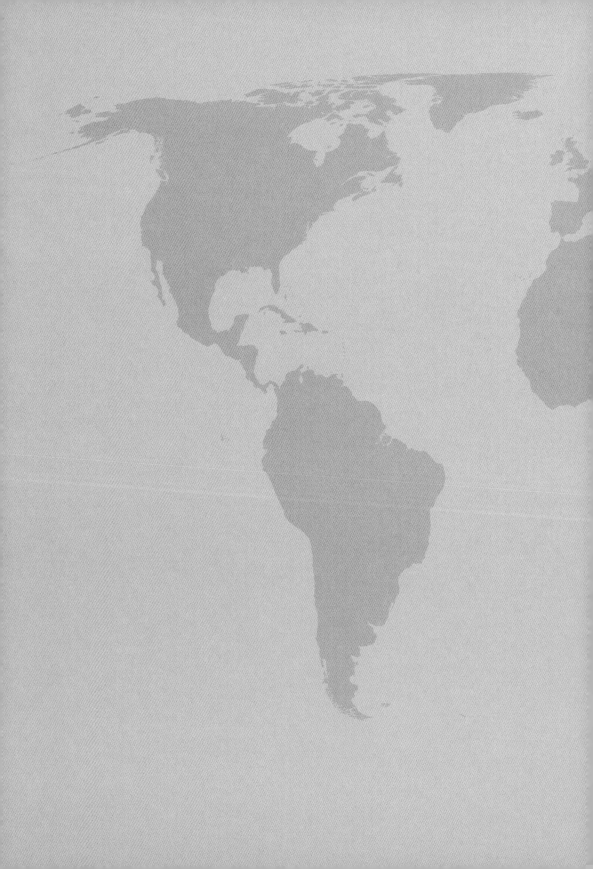

# HUMAN TO HUMAN

ヒトからヒトへの感染症

# ポリオ

IIIIIIIIIIIIIIIII

## Polio

| | |
|---|---|
| **病原体** | 3種類のポリオ野生株があったが、2型ポリオはすでに根絶されている |
| **感染経路** | 糞口経路で人から人へ感染する |
| **症状** | 通常は無症状だが、首や背中のこわばり、反射異常、嚥下・呼吸困難などの症状が出ることがある。まれに麻痺が残る |
| **発生状況** | 2017年に報告された患者は22人 |
| **流行状況** | 現在はナイジェリア、パキスタン、アフガニスタンでのみ流行がみられる |
| **予防法** | 予防接種 |
| **治療** | 特別な治療法はなく、薬での対症療法になる |
| **グローバル戦略** | 子供への集団予防接種の実施。2017年に世界保健機関(WHO)はポリオの根絶は目前だと宣言している |

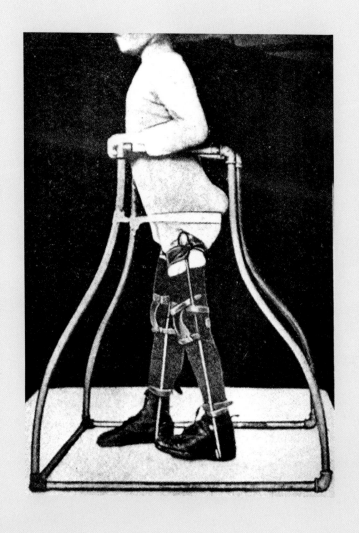

R・W・ロベット著『小児まひの治療』（1917年）で紹介されている
歩行器を使ったポリオの治療

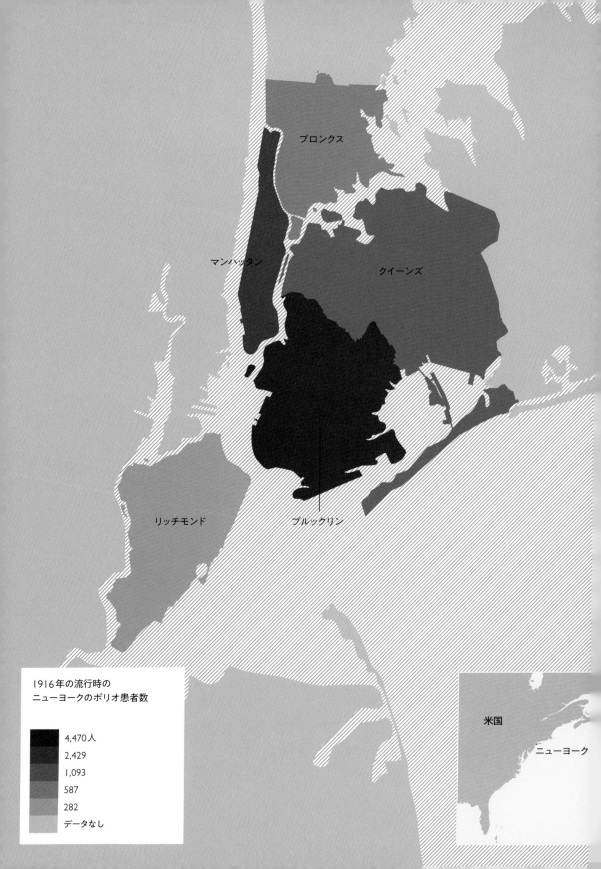

ブロンクス

マンハッタン

クイーンズ

リッチモンド

ブルックリン

1916年の流行時の
ニューヨークのポリオ患者数

4,470人
2,429
1,093
587
282
データなし

米国

ニューヨーク

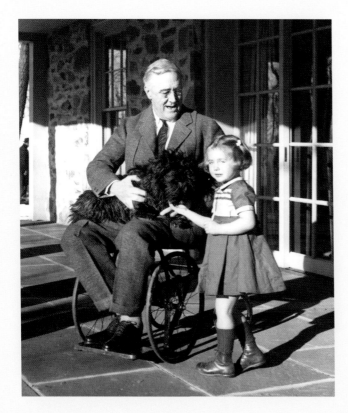

米国のフランクリン・D・ルーズベルト
大統領は1921年にポリオと診断された。
写真は大統領宅の世話係の
孫と一緒に撮影されたもの

1916年6月17日、米国ニューヨーク市のブルックリン区当局はある病気の流行発生を発表した。この病気はそれまでも時おり流行してきたが、さほど拡大もせず感染する人も少なかった。だが、今回は少しばかり様子が違った。

## 流行地ニューヨークからの避難

この時、急性灰白髄炎、またはポリオとも呼ばれるこの病気の拡大は速かった。感染は初めニューヨーク市内で発生し、周辺地域にも飛び火し、最終的には全米に拡大した。ニューヨークでは広い範囲でパニックが起こり、数千人が逃げ出した。映画館は閉鎖され、集会は取りやめになり、遊園地

やプールや海水浴場からは人影が消えた。患者の氏名と住所が連日報道され、患者が発生した家にはその旨が掲示されて、患者の家族にも隔離措置がとられた。

鉄道駅やデラウェア川沿いの船着き場には検査官が配置された。健康診断書を持たない16歳未満の子供はペンシルベニア州に入ることを禁じられた。ニューヨークタイムズ紙はある人物の痛ましい体験談を詳細に報じている。

医師にかかることができず、父親は息子を車に乗せスミス病院に急いだが、間に合わなかった。病院の医師たちは死んだ子供を受け入れようとはしなかった（中略）父は我が子の亡

骸を傍らに、受け入れ先を求めてスタテン島中を何時間も走り回った。

この流行により、ニューヨークだけでも9000人以上の患者と2343人の死者が出た。全米の患者数は2万7000人にのぼり、6000人が死亡した。患者の多くは5歳未満の子供だった。その後の40年間でポリオは以前よりも頻繁に流行するようになり、死亡率も上がっていった。流行のピークだった1940年代から50年代は、毎年、世界中で50万人の人がこの病気によって命を落とすか、体に麻痺が残った。

## 過去の局地的な流行

1880年代までポリオはまれな病気だったが、20世紀半ばには世界中で大流行するようになった。過去には、南大西洋に浮かぶセントヘレナ島での流行や、1830年代にイギリスのワークソップで発生したものなど、ポリオらしき病気の小規模流行が簡単な記録として残されている。1880年代以降はそれ以外にも小規模な流行が報告されているが、ほとんどは患者数が30人に満たず、ヨーロッパで発生することが多かった。1900年代の初めになると流行の規模はやや大きくなり、ノルウェーで900人、スウェーデンで1000人の患者を出した。

脳や脊髄を覆う髄膜に炎症を起こすポリオは、数千年前から人間を襲っていたようだ。紀元前1400年頃のエジプトの壁画には、左側の足が短くなっているためにつま先で体重を支えて立つ若い聖職者の姿が彫り込まれている。このような身体的な変形はポリオの典型的な症状だ。他にも、杖を突きながら歩く子供の絵や、健康そうな体つきで手足だけは萎縮した人々の絵も残っている。

紀元1世紀のローマ皇帝、クラウディウス帝は足をひきずっていたことで有名で、ポリオを患ってい

た可能性が高い。18世紀のイギリスの作家ウォルター・スコット卿もそうだ。1773年に幼いスコットは「ひどい知恵熱にかかり、右足の力を奪われた」とあり、現代の医師はこれをポリオではないかと考えている。

スコットの時代には、ポリオは一つの病気として認識されておらず、歯性麻痺、小児脊髄麻痺、前角脊髄炎、脊髄灰白質炎など様々な名前で呼ばれていた。1840年にドイツの整形外科医ヤコブ・ハイネが初めてポリオを一つの疾患として扱った医学的記述を残し、大きな影響を及ぼした。また、1890年にはスウェーデンの医師カール・オスカル・メディンがポリオは流行性の病気であることを発表した。それ以降、ポリオはハイネ＝メディン病とも呼ばれるようになった。

## 突然の増加の理由

数千年も息をひそめていたポリオウイルスは、なぜ20世紀の初めになって沈黙を破り人類に牙を剝いたのか？ その理由については、社会、環境、生物学、人口統計学など、様々な角度から数え切れないほどの説が唱えられてきた。ウイルスの病原性や感染力が強くなったのではないかという説や、人間の栄養状態の変化を指摘する説もある。研究者の間では、衛生状態と免疫力の関係がカギを握ると見られてきた。

欧米ではポリオが流行し始めた頃に衛生環境の整備が進み、19世紀に無数の死者を出してきた伝染病のいくつかが姿を消したところだった。皮肉なことに、整った下水設備ときれいな飲料水こそがポリオ大流行の原因だと名指しされたのだ。高い感染力を持つポリオウイルスは、主に患者の排泄物から広がる。一説には、飲料水から排泄物が完全に取り除かれるようになったことで、乳幼児が早い時期からポリオウイルスに触れる機会を失い、

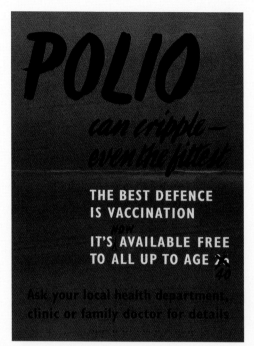

ポリオワクチンをアピールする
イギリス保健省のポスター（1940年頃）

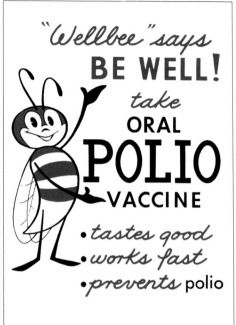

米国疾病管理予防センターのポスター（1963年）。
公衆衛生のシンボル「ウェルビー」が
ポリオワクチンの接種を勧めている

集団免疫が低下したとも言われる。

　ポリオは他の多くの感染症とは異なり、感染者の約95%には一切の症状が出ない。さらに大きな違いは、回復後に重度の障害が一生残る場合がある点だ。麻痺が残るのはポリオ患者の2%に満たないが、のどや胸に麻痺が起これば、呼吸不全を起こす危険がある。

## ポリオ患者の機能回復

　1928年、米国ハーバード大学のフィリップ・ドリンカーが呼吸器の麻痺を治療するための装置を開発した。密閉された箱にモーターで動く"ふいご"を取り付けた人工呼吸器で、「鉄の肺」と呼ばれた。患者は機械の中に体を横たえて過ごす。

　2017年当時70歳で、米国テキサス州に住むポール・アレキサンダーは、6歳だった1952年にポリオにかかり、この「鉄の肺」とともに人生のほとんどを過ごしてきた。彼は口にくわえたプラスチック棒を操って、自身の経験を記録した。鉄の肺とともに法科大学に通い、弁護士の資格を取得した。2017年の時点で、ポリオによる呼吸器の麻痺を患い、機械の中でずっと過ごしている人が他に何人いるかはわからないが、ごく少数だろう。

　1916年のポリオ大流行は、人工呼吸器の開発に弾みを付けただけではない。他にも様々な波及効果をもたらした。流行をきっかけに医学と機能回復のためのリハビリ治療は大幅に進歩し、社会の意識も変化した。ポリオワクチン開発を支援するために多額の資金が集まり、開発がすぐに始まった。

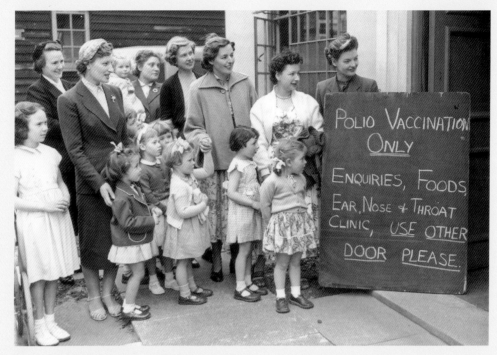

イギリスのミドルセックスの診療所で、初めてのポリオワクチンの接種が始まるのを待つ親子（1956年）

　1955年に注射するタイプの最初のポリオワクチンが開発され、1959年には米国とソビエト連邦が協力して開発した経口ワクチンも登場。1959〜60年にかけてソビエト連邦と東欧で大規模な経口ワクチンの治験が実施され、ほとんどの地域でわずかな期間でポリオの感染がなくなったことが確かめられた。

　同時に、ポリオの後遺症を抱えたまま退院し、日常生活に支障をきたした人もいた。その多くは往々にして差別に直面した。彼らが自由と平等を求めて戦ったおかげで、現在のリハビリ療法や障害者の権利運動が生まれた。病気によって残る障害は単なる医学的な問題ではすまされない、社会や市民権に関わる問題でもあるのだ。

　1933〜45年に米国大統領を務めたフランクリン・D・ルーズベルトは、39歳だった1921年にポリオと診断された（一部の専門家はこの診断を疑問視している）。後遺症によって歩行が困難になったルーズベルトはポリオと闘うため、全米小児麻痺財団を設立した。現在ではマーチ・オブ・ダイムズと名前を改めているこの団体は、先天性異常を抱える赤ちゃんや早産児を救い、乳児の死亡を防ぐための活動を現在も続けている。

　商品開発の場でも、障害を負った人々がより活動的で有意義な人生を送る手助けをすることに注意を向けるようになった。こうして、学校や劇場などの公共施設や交通機関の利用をスムーズにする補助具や乗り物が生み出された。

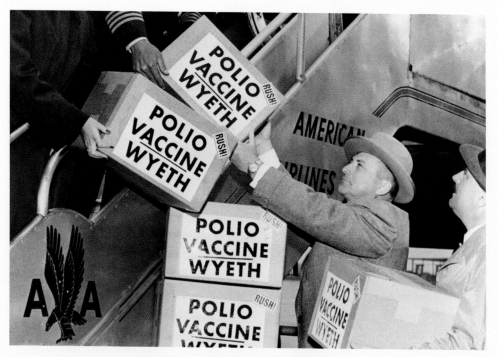

ヨーロッパに出荷されるポリオワクチンの箱（1955年）

## 脅威は去ったのか？

　世界中で予防接種プログラムが実施されたおかげで、1974年に5000万人前後だった患者の数は、1994年には500万人を下回るまでになった。1988年の世界保健総会では、すべての子供に免疫をつけてポリオを根絶することを目標に掲げる世界ポリオ根絶イニシアティブが決議された。1994年にWHOは南北アメリカ地域でのポリオ根絶を宣言し、続いて2000年に西太平洋、2002年にヨーロッパ、2014年に東南アジアでの根絶を宣言した。つまり現在、世界の人口の80%は、ポリオの根絶が認められた地域で暮らしていることになる。WHOによれば、これらの取り組みの結果として、

1600万人以上が歩行困難を伴う麻痺を避けることができた。

　戦火の中にある地域では、WHOが活動の一環として両陣営に「休戦日」を設け、子供たちにワクチンを接種するチームを派遣できるように呼びかけている。2017年末の時点で、ポリオはアフガニスタン、ナイジェリア、パキスタンでしか流行がみられず、時おり周辺国に広がることもあるが、世界からこの病気が根絶される日は近いとWHOは確信している。

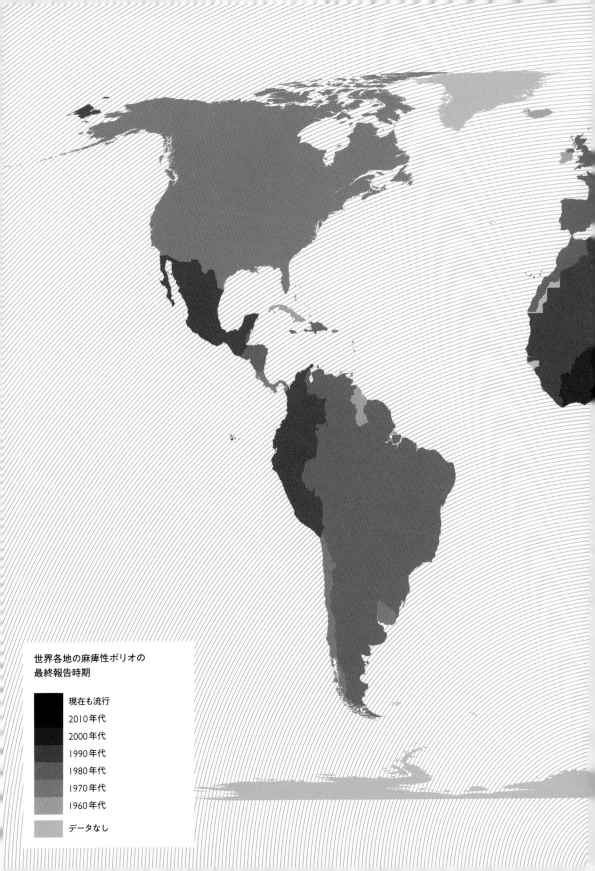

世界各地の麻痺性ポリオの
最終報告時期

現在も流行
2010年代
2000年代
1990年代
1980年代
1970年代
1960年代

データなし

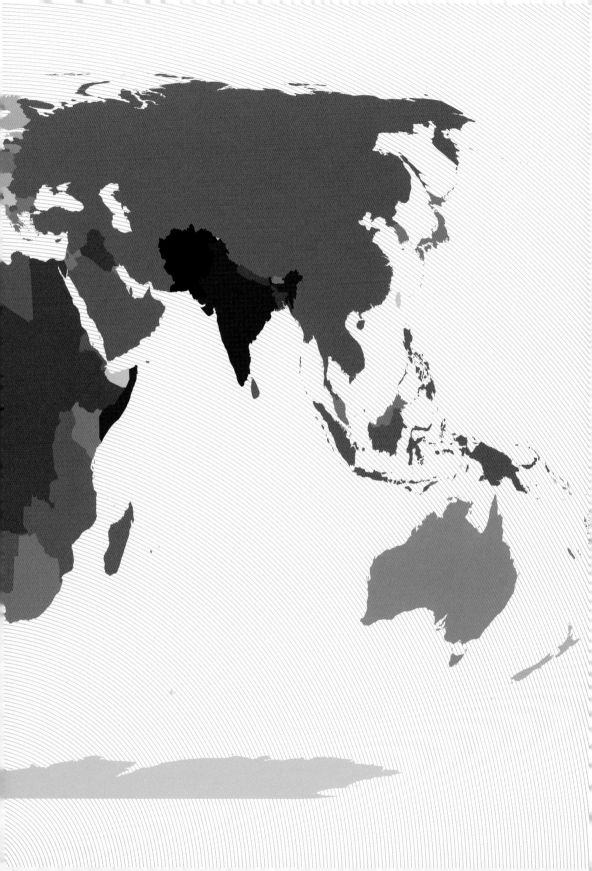

# エボラ出血熱

しゅっ けつ ねつ

IIIIIIIIIIIIII

# Ebola

| | |
|---|---|
| **病原体** | エボラウイルス。現在までに5種類が確認されている |
| **感染経路** | 野生動物から人間に感染し、体液を介して人と人との間で感染が広がる |
| **症状** | 発熱、激しい頭痛、筋肉痛、衰弱、倦怠感、下痢、嘔吐、腹痛、出血 |
| **発生状況** | 2014〜16年に2万8616人の患者が報告され、1万1310人が死亡。平均死亡率は約50% |
| **流行状況** | 2014〜16年の大流行の後に、コンゴ民主共和国で2回の流行が発生 |
| **予防法** | 感染者が出ている地域では、体液、感染者が使用した医療用機器や寝具、コウモリ、人間以外の霊長類、それらのブッシュミート（野生動物の肉）との接触を避ける |
| **治療** | 確立された治療法はないが、様々な症状を緩和し、体の機能を維持するための治療が行われる |
| **グローバル戦略** | 流行の迅速な封じ込めと、医療従事者および一般住民に対する保健教育 |

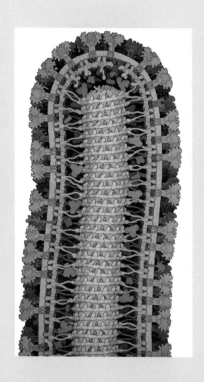

エボラウイルス粒子の断面図

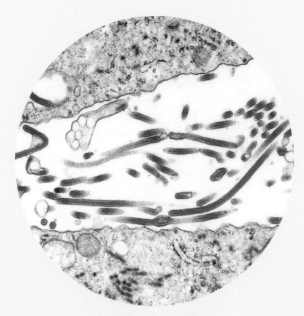

エボラウイルスの顕微鏡画像

初めて公式に記録されたウイルス性疾患エボラ出血熱の患者は、ベルギー人修道女シスター・ビータだった。彼女は大量出血などの恐ろしい症状に苦しめられた後、1976年9月に現在のコンゴ民主共和国キンシャサの病院で死亡した。その数日後、シスター・ビータを病院に運んだ別の修道女にも同じ症状が現れた。彼女も入院したが、やはり命を落とした。さらに、彼女の看護にあたっていた若い看護師も同じ病に倒れた。

## 未知のウイルス

シスター・ビータが死亡する直前に血液検体が採取され、ベルギーのアントワープにある熱帯医学研究所に送られた。彼女の病気はどうにも説明がつかなかったからだ。医師の診断は「出血を伴う黄熱」だったが、シスター・ビータは最新の黄熱ワクチンを接種しており、出血は黄熱ではめったに起こらない症状だった。

やがて、キンシャサの3人以外の修道女にも患者が出ていたことがわかった。シスター・ビータが拠点としていた、コンゴ川沿いのエクアトゥール州の人里離れたヤンブク村にあるキリスト教伝道所で、複数の修道女が死亡していたのだ。彼女たちはみな同じ病気のようだった。そして、やはり黄熱の予防接種を受けていた。

アントワープの科学者たちは血液検体を調べ、抗体を探した。黄熱などの感染症にかかっていたなら、感染症と闘うために体内で抗体が作られたはずだ。西アフリカの一部地域ではウイルス感染

　ヒトからヒトへの感染症

症のラッサ熱がよく見られたし、アジアや南米、東欧に多い細菌性感染症の腸チフスの可能性もあったが、検査の結果はすべて陰性だった。

だが、電子顕微鏡で細胞検体をのぞくと、ミミズのような姿のものが見えた。ほとんどのウイルスに比べるとかなり大きく、これまでに発見されたことのない未知のウイルスだった。黄熱ウイルスとは似ても似つかなかったが、アフリカ固有のマールブルグ病と呼ばれる致死率の高い出血性の病気を引き起こすウイルスにいくらか似ていた。

マールブルグ病は、その9年前にドイツで発見されたばかりで、ウガンダから輸入したサルを扱った製薬企業の従業員が病気になったことが発端だった。サルから直接感染した25人のうち7人が死亡し、患者と接触があった6人が新たに発症した。

ウイルスが見つかった頃には、ヤンブク村で謎の病気が猛威を振るうようになってから3週間が経っており、死者は200人以上に達していた。

世界保健機関(WHO)は、熱帯医学研究所に対し、検体をイギリスのポートンダウン国立研究所に提出するよう要請し、6日後には出血性ウイルスの国際的な基準試験所となっている米国疾病管理予防センター(CDC)にもウイルスが送られた。シスター・ビータの死から3週間後、CDCは病原性がきわめて高い新種のウイルスを発見したと発表した。このウイルスはヤンブク教会の近くを流れる川にちなんでエボラウイルスと命名された。

エボラウイルスは、現在までに5種類のウイルス株が発見されている。そのうち4つは人間に病気を引き起こすウイルスで、ヤンブクで発見された株で最も病原性の高いザイールエボラウイルス(*Zaire ebolavirus*)のほか、スーダンエボラウイルス(*Sudan ebolavirus*)、タイフォレストエボラウイルス(*Tai Forest ebolavirus*)、ブンディブギョエボラウイルス(*Bundibugyo ebolavirus*)がある。5番目のレストンエボラウイルス(*Reston ebolavirus*)は人間以外の霊長類やブタなどに病原性を示すが、人間には症状が出ない。

## 感染経路を探せ

最初の症例が確認されてから、欧米諸国はただ

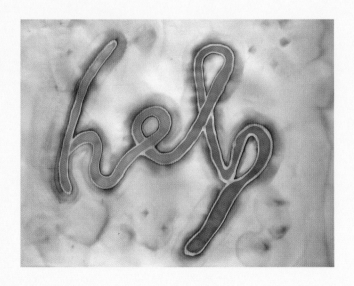

「help」という字の形になっているように見える、エボラウイルスを描いた作品

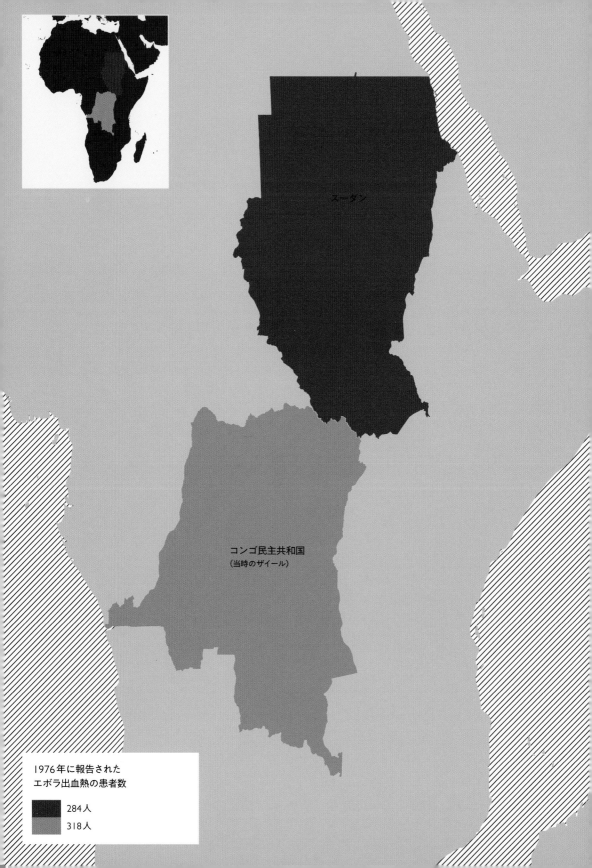

スーダン

コンゴ民主共和国
（当時のザイール）

1976年に報告された
エボラ出血熱の患者数

284人
318人

ちに疫学やウイルス研究の専門家を集めて対策チームを結成し、新たに出現したこの恐ろしい病気に対抗する方法を探り始めた。何よりも優先すべきは、感染経路の特定だ。それには足を使った調査が必要になる。つまり、患者が出た現場に出向いて病気がどのような経過をたどったかを調べ、犠牲者に共通する要因を探すわけだ。そうすることで手がかりが得られる可能性がある。チームがヤンブクに到着した頃には、さらに54人の犠牲者が出ていた。最終的な死者数は280人、死亡率は88%にのぼった。

感染の中心地となった教会病院は、小さな教会の隣にあり、シュロの木と芝生に囲まれた中庭がある、きちんと整えられた清潔感のある場所だった。チームが建物に近付こうとした時、叫び声が聞こえた。「それ以上近付かないでください。私たちのように死んでしまいます」。生き残った修道女たちは、小さなゲストハウスに閉じこもり、死を待っていた。彼女たちは「防疫線」というものについて読んだことがあり、それを文字通りに解釈していた。建物の周囲にはロープが張りめぐらされ、来訪者に呼び鈴を鳴らすように指示した標識があり、木の根元にメッセージが残されていた。17人いた病院の従事者のうち9人と、教会で生活をともにしていた60人のうち修道女4人と聖職者2人を含む39人がすでに死亡していた。

専門家チームは現地の人々に話を聞き、死者が誰だったか、いつどのような状況で死亡したかについての情報を収集していった。そうしたことを踏まえて、エボラが空気感染する可能性は低いと判断した。感染には、ある程度の濃厚接触(患者の世話をする、直接触れるなどの行為)が必要であるように思われたからだ。これは喜ばしいニュースだった。麻疹やインフルエンザのように空気感染する病気は非常に感染力が強い。

その後の数日間で、2つの重大な要因が浮かび上がった。第一に、調査チームは葬式との関連に注目した。エボラの犠牲者の葬式が行われると、その1週間後に参列者の中からまとまった数の新たな患者が出る。それが何度も繰り返されていた。地域の葬式では家族が死者を素手で清める習わしがあり、体の開口部をすべて洗うことになっていた。儀式は数日間にわたって続く。その間に大勢の人々が集まり、密接な接触が増える。

もう一つの手がかりは、流行初期に村で出た犠牲者のほぼ全員が妊娠中の女性で、教会病院の助産所でビタミン注射を受けていたことだった。修道女たちはガラス製の注射器を毎朝煮沸していたが、煮沸時間が短く、適切に消毒されていなかった可能性が高かった。しかも、注射器は患者ごとに滅菌水で簡単にすすぐだけで、1日中使い回されていた。

これらのあらゆる事実が示唆するのは、エボラ出血熱が血液、尿、便、唾液、精液、膣液などの体液から感染する可能性だ。つまり、エボラ出血熱は比較的感染しにくい病気であることがわかった。感染の危険があるのは、患者の看護にあたる医療従事者と、近い関係——特に性的な関係——にある人々に限定される。エボラの感染経路が判明しさえすれば、予防が可能になる。だが、現地の人々は医療チームの説得を聞き入れようとしなかった。とりわけ、予防のために地域の伝統に従った葬式をやめることについては激しく抵抗した。

しかし、2014年になって、葬式ばかりに目を向ける姿勢が問い直された。葬式だけでなく、末期エボラ患者の看護は病気の感染源として等しく考えるべきだとわかってきたからだ。

エボラウイルスを発見したCDCのピーター・ピオット教授は、病院で基本の感染対策をおろそかにすれば、それだけでエボラの大流行を招くと述べている。エボラ出血熱は、貧困と医療制度の怠慢が生み出す病気だと彼は確信する。「善意で素

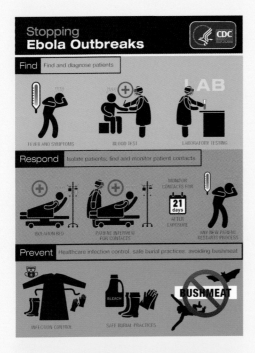

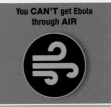

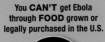

晴らしい活動をしていたヤンブク村のシスターたち」は、専門的な技能と十分な根拠を欠いた善行は時として危険をはらむことを強烈に示した。「医療、経済、社会の発展は互いに関連していることに疑いの余地はない」

## 世界中を巻き込んだパニック

　公式に記録されている最初の患者はコンゴ民主共和国のシスター・ビータだが、彼女が死亡する3カ月ほど前からンザラ(現在の南スーダンにある地域)の工場作業員たちの間で出血熱が流行していた。この町はコンゴ民主共和国との国境のすぐ北に位置する。1976年6〜11月の間に284人が発症し、151人が死亡した。のちにこの病気はエボラ出血熱と確認され、コンゴ民主共和国の流行との関連が疑われたが、結局のところはっきりした結論は出ていない。

　1976年以降、エボラ出血熱はアフリカ(特にコンゴ民主共和国とウガンダ)で定期的に発生した。エボラ出血熱が発生する地域は、人口が少なく孤立した場所が多かったため、記録のない流行もあったことは疑いないだろう。

　1989年から1994年にかけて、米国やイタリアなどの先進国の研究所でレストンウイルス株の感染事例が4件あった。これらの感染例では、研究に使用されるサルがウイルスを持っていた。そのうち2件ではサルの感染のみで人間への感染はなかっ

エボラ流行をくい止めるための方法と
ウイルスの感染経路を図解した、
国疾病管理予防センター(CDC)作成の情報シート

た。他の2件では研究所の職員にウイルスの抗体ができていたが、症状は出なかった。

2014年3月に状況は一変した。エボラ出血熱が過去に患者が出たことのない西アフリカ地域を襲ったのだ。最初にギニアがやられ、次にリベリア、シエラレオネへと感染が広がった。それからの2年間で、エボラ出血熱は世界を巻き込んだ。マリ、ナイジェリア、セネガルに広がった後、アフリカを出てイタリア、イギリス、米国にも飛び火し、研究所職員以外の患者を出した。

2014年の夏に先進国はパニックに陥った。何カ月もの間、エボラ出血熱のニュースは大々的に報道され、中世の大疫病さながらの様相を呈した。2014～16年に、世界で2万8616人がエボラ出血熱に感染し、1万1310人が死亡した。大騒ぎしていたのは欧米諸国だったが、患者の圧倒的多数は西アフリカで発生しており、流行が長引くことで現地社会には壊滅的な影響が及んだ。

2016年に世界保健機関（WHO）は2014年から始まったエボラ出血熱の大流行の終息を宣言し、少なくとも欧米諸国から当面の脅威は去った。だが、2017年夏にコンゴ民主共和国の奥地で再びエボラ出血熱が発生し、8人が感染してうち4人が死亡した。

WHOの終息宣言は出たが、エボラ出血熱のような強力な病気の流行が終息した後に起こる小規模な流行は、流行の最後の名残なのか、新たな流行の発生なのか、非常に判断が難しいところだ。

## 第一号患者

最初の感染者、つまり第一号患者がどのようにエボラウイルスに感染したかは現在も謎に包まれている。オオコウモリやサル、類人猿など自然宿主として知られる動物と接触した可能性が指摘されるが、これらの流行を引き起こしたと思われる動物は見当たらなかった。自然宿主は病気を媒介するが、自らが病気にかかることはなく、症状も出ない。つまり、彼らは感染していても彼ら自身に害はない。

ヤンブク村の第一号患者は、教会病院でマラリアの注射を受け、その後エボラ出血熱の症状を示した男性ではないかと考えられている。徹底的な調査が行われたにもかかわらず、コンゴ民主共和国とスーダンの流行の間にはっきりした関連は見つからなかった。だが、ンザラとヤンブク地域は4日ほどで移動できる距離だ。ンザラからヤンブクに行った感染者が患者として病院で注射を受け、注射器の針にウイルスを付着させた可能性は否定できない。

2014年の流行時の第一号患者は、2013年12月にギニアで死亡した2歳の男児だったとされている。男児から母親、そして3歳の姉、祖母に感染し、祖母の葬式に参列した別の村の人々にも感染が広がった。男児がどこでエボラウイルスに感染したのかはわからないが、動物に噛まれた可能性が最も高いと考えられている。

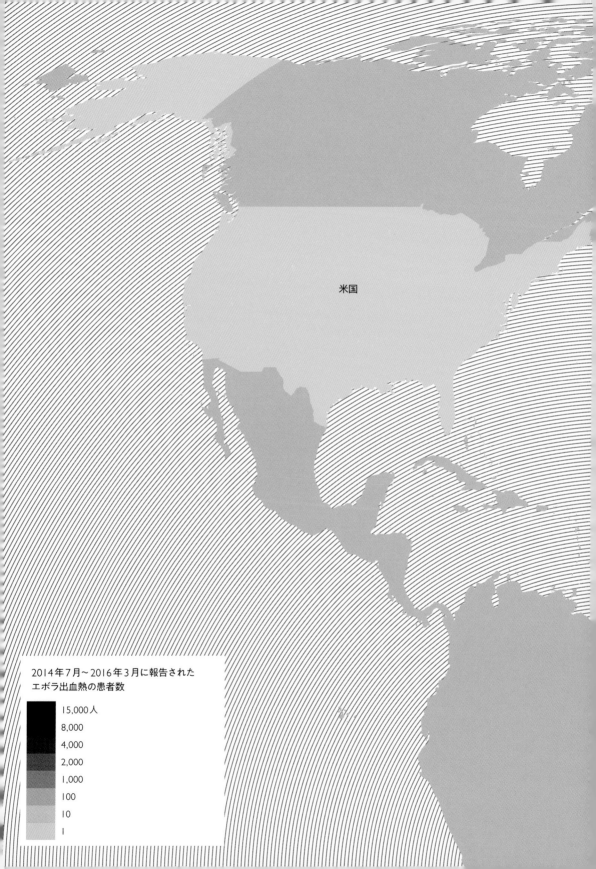

米国

2014年7月～2016年3月に報告された
エボラ出血熱の患者数

| | |
|---|---|
| ■ | 15,000人 |
| | 8,000 |
| | 4,000 |
| | 2,000 |
| | 1,000 |
| | 100 |
| | 10 |
| | 1 |

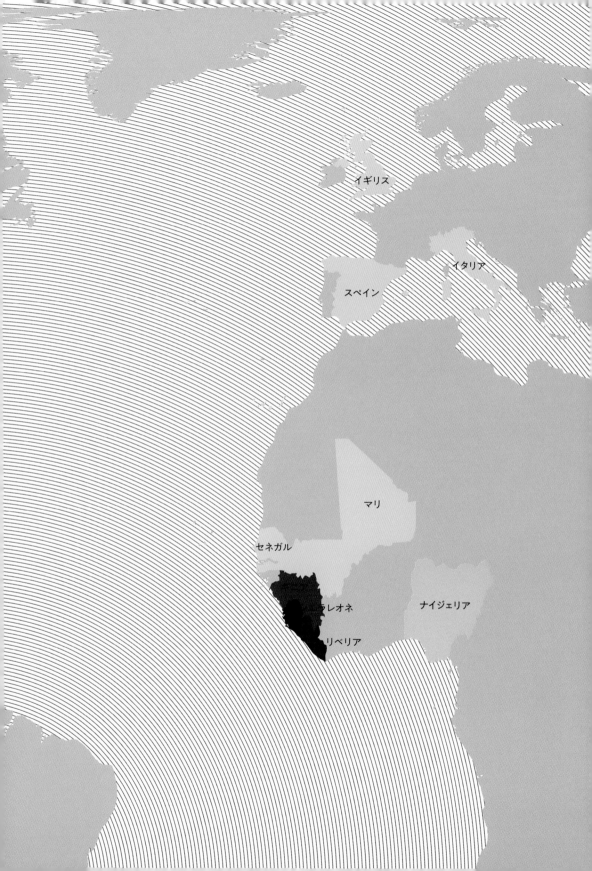

イギリス

イタリア

スペイン

マリ

セネガル

ラレオネ

ナイジェリア

リベリア

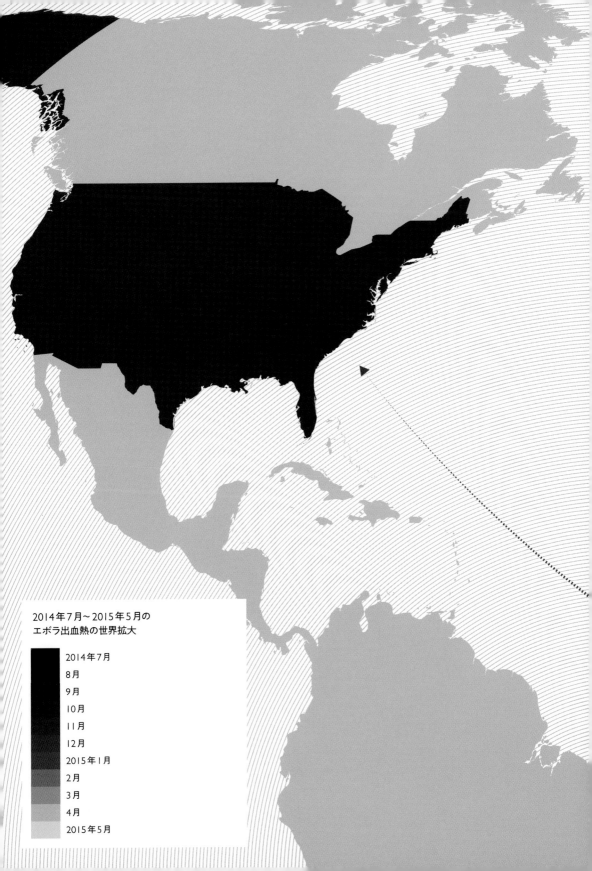

2014年7月～2015年5月の
エボラ出血熱の世界拡大

2014年7月
8月
9月
10月
11月
12月
2015年1月
2月
3月
4月
2015年5月

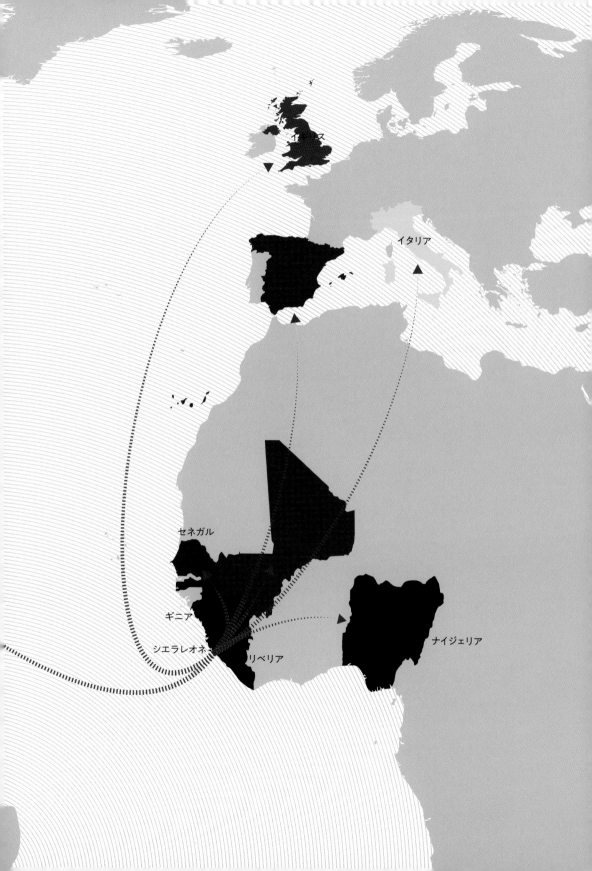

イギリス

イタリア

セネガル

ギニア

シエラレオネ

リベリア

ナイジェリア

# HIV感染症とエイズ

かん　せん　しょう

‖‖‖‖‖‖‖‖‖‖‖

# HIV and AIDS

病原体　ヒト免疫不全ウイルス(HIV)。後天性免疫不全症候群(AIDS)など
　　　　の様々な症状を引き起こす

感染経路　肛門または膣を使用した性行為、注射針や注射器の使い回し。件
　　　　数は少ないが、妊娠中や出産時の母子感染、母乳からの感染もあ
　　　　る

症状　インフルエンザ様症状。進行すると、肺炎など様々な症状が出る

死亡者数　2016年末の段階で、3500万人以上がHIV感染によるエイズで死
　　　　亡している

流行状況　世界中で流行しているが、患者と死者の大多数がサハラ以南のア
　　　　フリカ地域に集中している

予防　高リスク者の抗HIV薬の曝露前予防内服(PrEP)、セーフセックス
　　　　の実践、点滴薬使用者のための針交換プログラム

治療　複数の治療薬を併用する抗レトロウイルス治療(HAART)

グローバル戦略　リスクの高い行動を減らすための保健教育、高リスク者への薬の
　　　　予防投与、途上国での抗レトロウイルス治療を可能にするための
　　　　環境整備

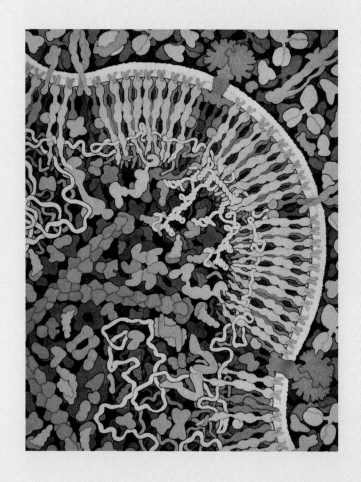

HIVウイルスのイラスト。ここではウイルスが
細胞表面で作られて、細胞から出てくるところを示している

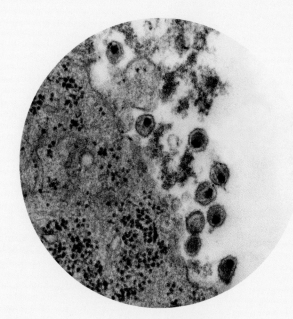

HIVウイルスの顕微鏡画像

1999年、ケニアのダニエル・アラップ・モイ大統領は、自国を席巻している感染症に対する懸念を表明した。「エイズはわが国の社会的、経済的発展を脅かすだけでなく、私たちの存在そのものを危機にさらす真に恐るべき脅威なのだ」

国連によれば、HIVとエイズは人類がこれまで経験した中で最も恐ろしい感染症だという。エイズはサハラ以南のアフリカ諸国に大きな被害をもたらし、2016年末までに世界中で3500万人以上の死者を出した。エイズで死亡した人々の中には映画スターや人気歌手もいたが、患者のほとんどは非常に貧しい人々だった。この感染症への恐怖は世界中に広がり、克服に数十年もかかるような偏見も同時に生まれた。

ヒト免疫不全ウイルス（HIV）の起源は西アフリカだと考えられている。20世紀初期に霊長類の動物から種を超えて人間に病原体が感染したようだ。1960年代までに、アフリカではおよそ2000人が感染していた可能性がある。1959年に現在のコンゴ民主共和国のキンシャサに住む男性から採取された血液検体から、人間では初めてのHIVウイルスが確認された。その男性がどのようにして感染したかは不明だ。

米国でHIV患者が確認されるようになった1980年代以前に、どれくらいの人数がHIVに感染していたのかはわかっていない。だが、1980年時点でこのウイルスはすでに北米、南米、ヨーロッパ、アフリカ、オーストラリアの五大陸に広がっていた可能性があり、感染者は10万人から30万人に達していたと思われる。

## 米国での最初の報告例

病気の正式な報告があったのは1981年6月5日のことだった。その日、米国疾病管理予防センター（CDC）は、ロサンゼルスの若く健康だった同性愛の男性5人がニューモチスシス肺炎という珍しい肺の感染症にかかっていたことを報告した。さらに、全員が発症はまれな別の感染症を併発していたこともわかった。このことは、彼らの免疫系に問題が生じている可能性を示唆する。報告時点で、5人のうち2人はすでに死亡していた。

科学者たちは異常事態の解明に乗り出したが、5人の間にはっきりとした関連性を見出すことはできなかった。5人は互いに知り合いではなかったし、共通の知人もいなかった。また、性交渉をした相手で同様の病気にかかっている人物も見当たらなかった。彼らのうち2人は、様々な男性と頻繁に性交渉を持っていたと証言した。全員が吸引薬物を

使用しており、1人はドラッグ注射をしていた。

数日のうちに、全米中の医師から同様の症例の報告が相次ぎ、時を同じくしてニューヨークとカリフォルニアから珍しい悪性腫瘍の一種、カポジ肉腫の一報が飛び込んできた。今回も患者は全員が同性愛の男性だった。その年の終わりまでに、明らかに重度の免疫不全を起こしている患者が270人報告され、そのうち121人が死亡した。

翌年、CDCは後天性免疫不全症候群（AIDS：エイズ）という用語を作り、「その病気に対する抵抗力を低下させるような既知の症状がない患者に発生する、中程度以上の細胞性免疫の欠如が予測される疾患」と定義した。

実際には1981年6月の時点で、サンフランシスコのゲイ人口のおよそ20%が、のちに病原体として発見されたウイルスに感染していたと考えられる。また、ニューヨークでは1970年代にはすでにエイズによる死者が出ていたと思われるが、そのほとんどはホームレスや社会から取り残された人々だった。

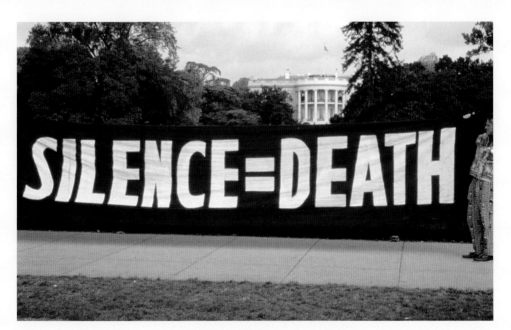

1992年にホワイトハウスの入口で「沈黙は死」の横断幕を掲げるエイズ活動団体アクトアップのメンバー

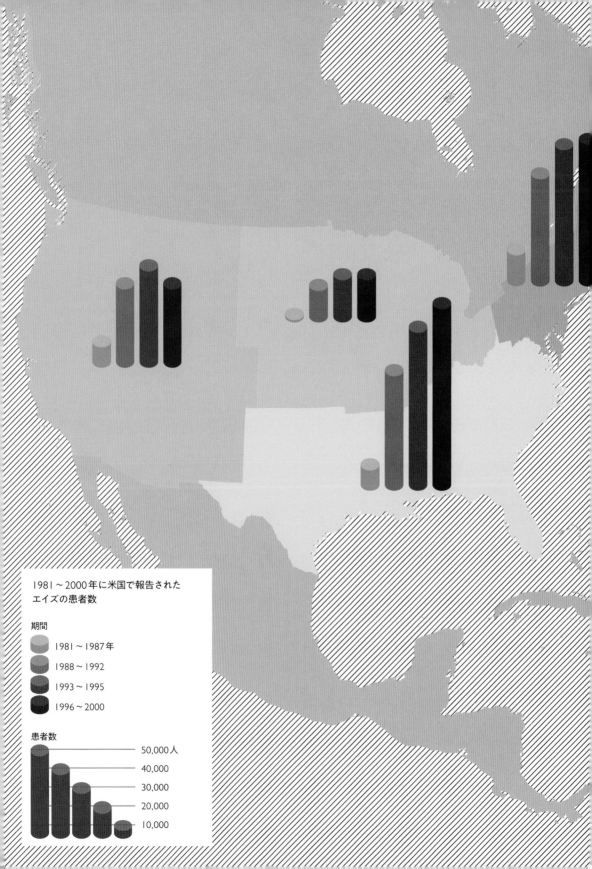

1981～2000年に米国で報告された
エイズの患者数

期間

1981～1987年

1988～1992

1993～1995

1996～2000

患者数

50,000人

40,000

30,000

20,000

10,000

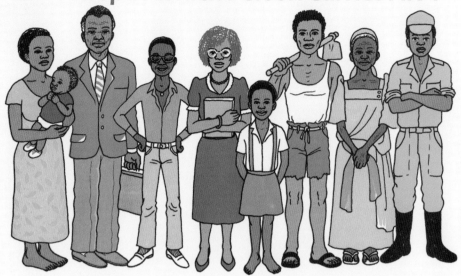

# Can You Spot Which Person Carries HIV?

**The Answer is NO!** The AIDS-Virus can hide in a person's blood for many years.
People who carry HIV may look and feel healthy, but they can still pass HIV to others!

Adapted from the Uganda School Health Kit on AIDS Control (Item 5) Ministry of Education, Ministry of Health (AIDS Control Programme), UNICEF Kampala

HIVウイルス感染者を見分けることの難しさを訴えるウガンダのポスター（1995年頃）

やがて、輸血を受けた乳児や、エイズにかかっていた男性のパートナーだった女性など、男性同性愛者以外のエイズ患者も現れるようになった。データが示す限りでは、感染者の大多数は複数の相手と性交渉を持っていた同性愛の男性、ドラッグ使用者、血友病患者などだったが、なぜかハイチ人も多かった。

## エイズに対する偏見

1982年の時点で、米国在住のハイチ人とハイチ国内の居住者でエイズと診断された人々は従来のリスク集団とは区別され、特別なハイリスク集団とされた。のちの研究によってハイチ人が特にエイズに感染しやすいわけではないことが判明するが、多数のエイズ感染者を出したことはハイチ経済、特に最貧国に属するハイチの観光産業にとって大きな痛手となり、米国のハイチ人社会も激しい差別を受けることになった。

エイズ患者の多くを男性同性愛者が占めていたためにエイズは「ゲイの疫病」と呼ばれるようになる。性やモラルに関する昔ながらの信条や主義主張が引っ張り出され、中世に多くの伝染病がそう言われたように、エイズのことを神の罰だと決めつける人々が現れた。感染経路が不明だったこともあり、エイズと診断されることは恥と考えられ、患者は避けられるまでになった。

エイズ患者の中には職を失う者もいて、その多く

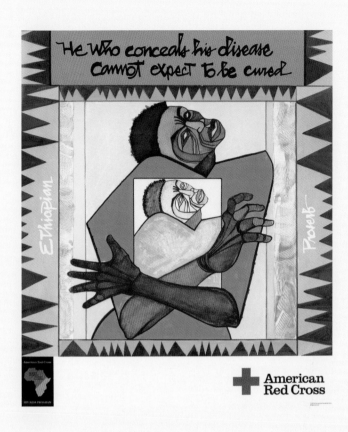

He who conceals his disease cannot expect to be cured

Ethiopian Proverb

American Red Cross

アメリカ赤十字社の
HIVとエイズプログラムを
宣伝するポスター（1992年）

が社会から排斥されることになった。患者への差別は感染を疑ってもエイズ検査を受けることをためらわせ、感染拡大につながると医師たちは警告した。1987年に米国はビザの申請者全員にエイズ検査を実施し、陽性の場合は入国を禁止する措置を開始した。

## ウイルスの発見

　次々と証拠が登場するにつれて、エイズの原因はウイルスによる何らかの感染症の可能性が高いと考えられるようになった。1983年9月、CDCはエイズが通常の接触、食品、水、空気によって感染することはなく、何かの表面に触れた程度で感染

することもないと発表した。感染経路は、性行為、血液あるいは血液製剤の可能性が最も高いとされた。のちに直腸内の細胞は膣内の細胞よりもHIVに大幅に感染しやすく、肛門を使った性行為は18倍もリスクが高いことが明らかになった。

　同年、フランスのリュック・モンタニエが病原体の分離に成功し、リンパ節症関連ウイルスと名付けたが、のちにヒト免疫不全ウイルス（HIV）と名前が改められた。エイズを引き起こすHIVの発見者をめぐっては激しい論争が繰り広げられた。モンタニエらのチームだけでなく、米国のロバート・ギャロやジェイ・レビーも自らを発見者だと主張したが、2008年にHIV発見の功績によってノーベル賞が授与されたのはフランスの2人の研究者だった。

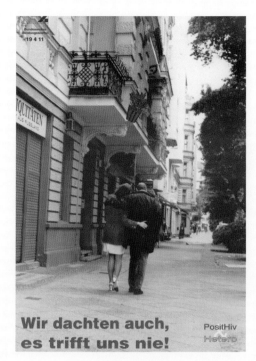

**Wir dachten auch, es trifft uns nie!**

PositHiv
Hetero

HIVの危険性を異性愛者に訴える
1990年代のドイツのポスター

病の偏見を打ち破るべきだったという批判が出た。

## アフリカでの流行

ヨーロッパで流行が始まった当初は、特に危険因子が見当たらないアフリカ系移民の患者が多かったが、やがて男性同性愛者が患者の多数を占めるようになり、研究者たちを困惑させた。一方、HIVウイルス出現の地とされる中央アフリカでは異性愛者間で流行が起こっていた。1988年には、サハラ以南のアフリカでHIVに感染した成人の半数を女性が占めた。

HIVは1970年代にウガンダ、ルワンダ、ブルンジ、タンザニア、ケニアなどの東アフリカ諸国に達していたと思われるが、1980年代初頭までは流行というほどのレベルではなかった。だが、いったんHIVが定着すると、感染はあっという間に拡大した。出稼ぎ労働や都市部での男性人口の割合の高さ、女性の社会的地位の低さなどの要因がそろっており、西アフリカよりもこうむった打撃は大きかった。ケニアの首都ナイロビでは、1986年の時点で性労働者の85%がHIVに感染していた。

ウガンダの状況は特にひどかった。最初の兆しは、現地で「痩せ病」と呼ばれた重度の消耗性疾患が急増したことだ。同時にカポジ肉腫などの日和見感染症（免疫力の低下によって、通常は問題とならない微生物に感染すること）も増えていた。当時の医師たちは、米国で発生したエイズのことをすでに知っていた。「しかし、サンフランシスコで発生した白人の同性愛者の病気と、自分たちの目の前に広がる状況に関係があるとは思いもよりませんでした」とウガンダがん研究所のデイビッド・セルワッダ医師は言う。

流行はさらに南下し、1980年代の終わり頃にはマラウイ、ザンビア、ジンバブエ、ボツワナが東アフリカを上回る流行の中心地になった。2001年にボツワナのフェスタス・モハエ大統領が発したメッセ

エイズは単独の病気の名前ではなく、ニューモチスシス肺炎やカポジ肉腫などを伴う一連の状態につけられた名前だ。HIVに感染するとウイルスが免疫システムを破壊するため、これらの病気に感染しやすくなる。HIV陽性者がこれらの病気を発症すると、エイズと診断される。

有名なところでは、映画スターのロック・ハドソン、歌手のフレディ・マーキュリー、ピアニストのリベラーチェ、バレエダンサーのルドルフ・ヌレエフ、テニス選手のアーサー・アッシュがエイズで命を落としている。リベラーチェのように、死後も長く死因が公表されなかったケースもある。フレディ・マーキュリーは死の前日までエイズであることを公表しなかったため、彼はその知名度を生かしてエイズという

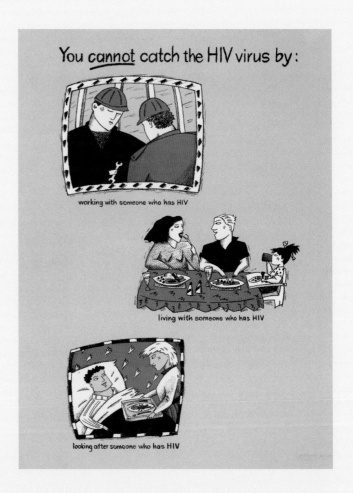

エイズとHIVに関する
ファクトシートの1枚。
HIV感染に関するいくつかの
誤解を訂正している（1990年頃）

ージは、2年前にケニア大統領が発したものと同様、絶望的な言葉だった。「私たちは絶滅の危機にさらされている。ぞっとするほど多くの人が死んでいる。これは最大級の危機だ」

　最初のうち世界保健機関（WHO）の腰は重かった。これは2014～16年のエボラ危機の時も同じだった。1985年、WHOのハルフダン・マーラー総長はアフリカ諸国にこの病気を優先課題としないように通告した。「エイズは山火事のようにアフリカに広がっているわけではない」と彼は言った。「毎日、何百万人もの子供たちの命を奪っているのは、マラリアをはじめとする熱帯病だ」。しかし翌年、マーラー総長はこの発言を謝罪し、世界行動計画が採択された。「私たちは恐るべき状態に追い込まれている。過去のあらゆる大流行と同程度の被害をもたらすであろう非常に深刻なパンデミックを目前にしながら、無防備に立ちつくしている」

　当事者であるアフリカ諸国の反応はばらばらだった。一部の国は流行の発生を認めることに消極的だった。ハイチのようにパニックが起こり、観光産業に影響が出ることを恐れたためだ。コンゴではエイズやHIVについての報道規制が敷かれ、

途上国の中で最初に血液検査が開始されたジンバブエでは医師に対し、死亡証明書にエイズと記載しないようにという通達が出された。さらに、保健教育によりセーフセックスを広めようとする取り組みも壁に突き当たった。例えば、一部の宗教指導者はコンドームの使用を認めなかった。

## HIVとエイズの治療薬

1985年に、米国政府とWHOが主催する第1回国際エイズ会議が開かれ、1988年には12月1日が世界エイズデーに定められた。1990年代はHIV感染およびエイズの治療が大幅に進歩した。1996年には、富裕国で高活性抗レトロウイルス療法（HAART）と呼ばれる複数の抗HIV薬を使った非常に効果の高い併用療法が行えるようになった。先進国ではその後の4年間でエイズ患者の死亡率は84%減少し、HIVおよびエイズが糖尿病のように病状を管理しながら付き合っていく慢性疾患になる日も遠くないと思われた。

だが、HIV感染者の多くが暮らすアフリカでは、治療薬は一般の人々が手を出せるようなものではなかった。多くの治療薬の治験が物議をかもしながらアフリカ諸国で行われたにもかかわらずだ。数年に及ぶキャンペーンのすえ、1999年になってようやく製薬会社が、貧困国でも抗HIV薬を製造するか、安い価格で輸入できるようにすることを約束した。だが、製造施設を用意したり、大規模な治療

プログラムを実施したりするだけの国力がない国もあった。また、薬の価格が下がっても、まだ手が届かない地域もあった。

アフリカの奥地まで薬を届けることは一苦労だったが、国際エイズ学会のユップ・ランゲ会長は「冷えたコカコーラとビールがアフリカのどんな奥地でも手に入るなら、薬でもできるはずだ」と言い切った。

2012年、WHOはHIV感染のリスクが高く健康な人に対する「曝露前予防内服」（PrEP）という薬の処方に関するガイドラインを策定した。定期的に服用すれば高い効果を発揮するPrEPは、エイズ終息への第一歩として歓迎された。だが、欧米ではPrEPの使用に異論も出ている。例えば、イギリスでは財政がひっ迫している国民健康保険からそのための費用を捻出すべきかどうかが議論されている。リスクが高い状況にいる人たちは自分で責任を引き受け、行動を改めるべきだというのが反対派の主張だ。

2017年に、HIVに感染した状態で生まれ、短期間の治療が行われた結果、その後は投薬せずに9年間健康を維持している子供がいることがわかった。出生時にHIVウイルスに感染した他の子供たちにとっても朗報と言えるだろう。2017年の時点でおよそ4000万人がHIVに感染しており、そのうち210万人が子供だ。感染した子供のほとんどはサハラ以南のアフリカの子供たちで、妊娠中や出産時の感染、もしくは授乳による母子感染が原因だった。

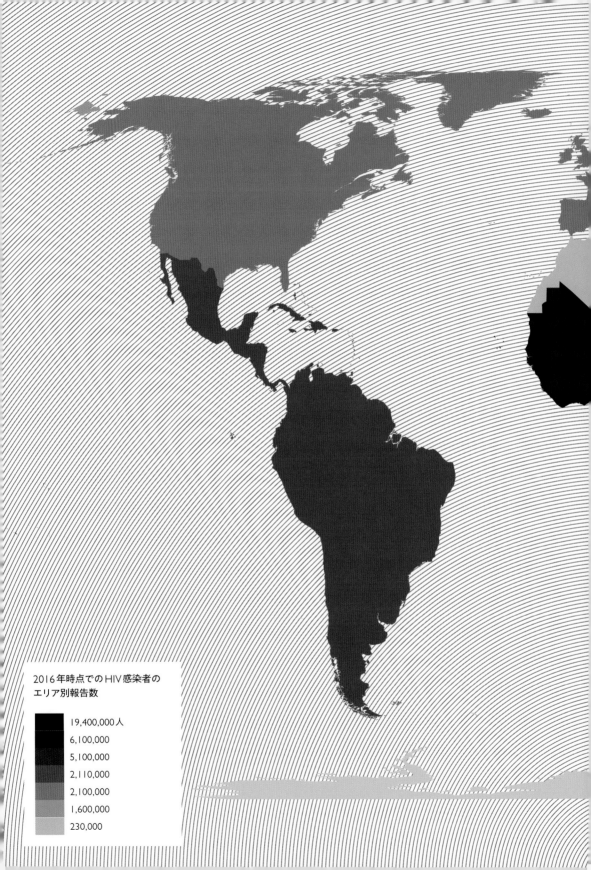

2016年時点でのHIV感染者の
エリア別報告数

19,400,000人
6,100,000
5,100,000
2,110,000
2,100,000
1,600,000
230,000

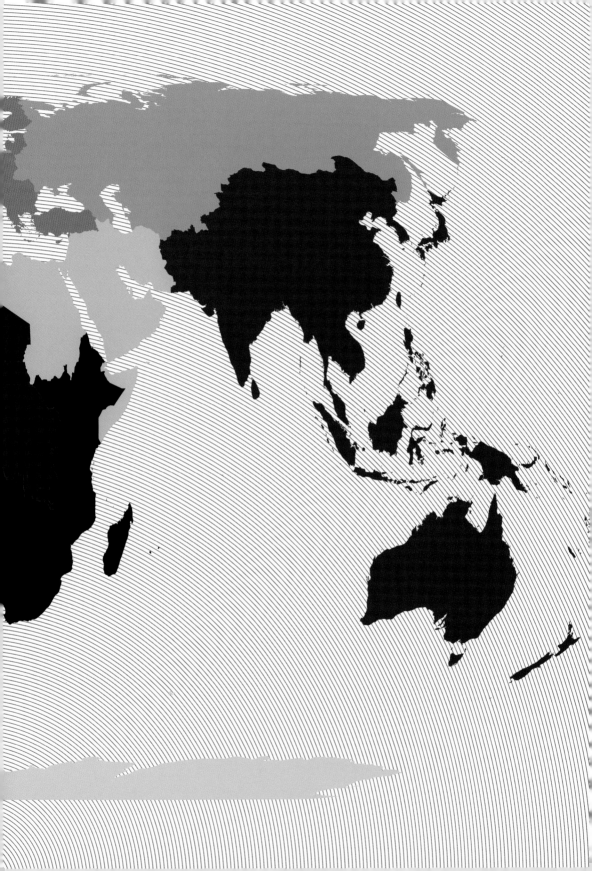

# 梅毒
ばい　どく

||||||||||||||||||

# Syphilis

| | |
|---|---|
| **病原体** | 梅毒トレポネーマ (*Treponema pallidum*) |
| **感染経路** | 性的接触により人から人へ感染する |
| **症状** | 発疹に続いて痛みが出る。粘膜やリンパ腺に炎症が起こる。まれに第3～4期梅毒に進行し、骨や細胞、中枢神経系、心血管系、脳に症状が出ることもある |
| **流行状況** | 世界中で流行。米国では排除に向かっていたが、近年再び増加しつつある |
| **予防** | セーフセックスの実践 |
| **治療** | 抗生物質の投与 |
| **グローバル戦略** | 保健教育、高リスク群への定期検査の実施、迅速な治療 |

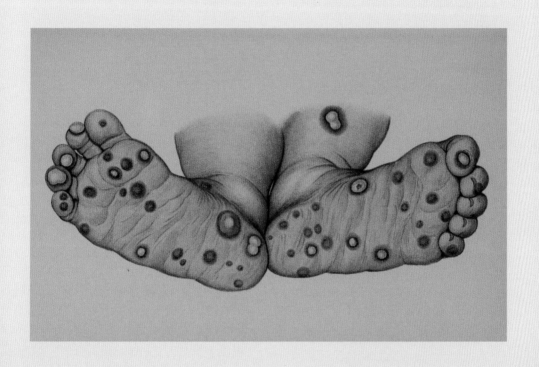

先天性梅毒に冒された乳児の足の裏の図（1898年）

15世紀末、梅毒の流行に襲われたヨーロッパでは、すぐに責任のなすり合いが始まった。フランス人はこの病気をナポリ病またはスペイン病と呼び、イギリスやイタリア、ドイツではフランス病、ロシアではポーランド病、ポーランドとペルシャではトルコ病と呼ばれた。そしてトルコでは、国を超えて「キリスト教徒の病」というあだ名が付けられた。

梅毒はあっという間に世界中に広がり、タヒチでイギリス病と呼ばれるようになった。また、インドやポルトガル、日本では中国人のせいにされた。

## 謎に包まれた始まり

梅毒が最初に現れたのはどこか？ 専門家の間で長く論争が続く問題だ。クリストファー・コロンブスが1492年に新大陸に足を踏み入れるまでは、

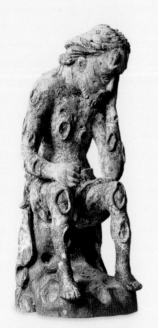

梅毒の潰瘍を呈する聖書の登場人物、
ヨブの像

梅毒の痕跡はどこにも見当たらなかった。このため、新大陸起源説が有力視されていた。コロンブス一行がヨーロッパに帰還した時点で、すでに感染者がいたようだ。

しかし2000年になって、イギリスのハルの小修道院に埋葬されていた14世紀の修道士の遺骨から、梅毒の痕跡が見つかった。さらに他にも多数の遺骨から梅毒の痕が発見されたため、当時のイギリスでは梅毒が広く流行していたという結論が出されたが、いまだに異論もある。

アメリカ大陸では、ヨーロッパ人到達以前の彫刻の中に梅毒患者をモデルにしたと思われる作品がいくつもある。また、コロンブス以前のいくつかの遺骨から梅毒の可能性がある骨の病変が見つかっている。

スペイン人は、自分たちが新大陸に到着した時に先住民が梅毒について語ったと主張している。彼らが梅毒と思われる家族性の病気を説明し、自分たち現地の人間はある程度の免疫がある、と話したというのだ。

## 初期の記録

梅毒の英語名syphilisは、16世紀にイタリアの医師が書いた詩に由来している。その医師ジローラモ・フラカストロが綴ったのは、「シフィルス（Syphilus）」という名前の羊飼いの少年の物語だった。ギリシャの神アポロンをばかにした少年に、罰として恐ろしい病が降りかかる。「最初に、見るも恐ろしい横痃（おうげん）ができた。最初に感じたのは奇妙な痛みで、眠れないまま夜が過ぎた」

梅毒の最初の報告は、1495年にフランスがナポリ王国に攻め込んだ時のものだ。ヨーロッパ全土から集められた屈強な傭兵たちを主力とする数万の大軍勢が、突如として未知の恐ろしい病に倒れた。この時の病気は現在の梅毒のようにゆっくり進

# お客様ご意見カード

このたびは、ご購入ありがとうございます。皆さまのご意見・ご感想を今後の商品企画の参考にさせていただきますので、お手数ですが、以下のアンケートにご回答くださいますようお願い申し上げます。（□は該当欄に✓を記入してください）

---

**ご購入商品名**　お手数ですが、お買い求めいただいた商品タイトルをご記入ください

---

■ **本商品を何で知りましたか**（複数選択可）
- □ 書店　　　□ amazonなどのネット書店（　　　　　　　　　　　　　　　　　）
- □ 「ナショナル ジオグラフィック日本版」の広告、チラシ
- □ ナショナル ジオグラフィックのウェブサイト
- □ FacebookやTwitterなど　　□ その他（　　　　　　　　　　　　　　　　）

■ **ご購入の動機は何ですか**（複数選択可）
- □ テーマに興味があった　　□ ナショナル ジオグラフィックの商品だから
- □ プレゼント用に　　　□ その他（　　　　　　　　　　　　　　　　　　　）

■ **内容はいかがでしたか**（いずれか一つ）
- □ たいへん満足　　□ 満足　　□ ふつう　　□ 不満　　□ たいへん不満

■ **本商品のご感想やご意見をご記入ください**




■ **商品として発売して欲しいテーマがありましたらご記入ください**




■ **「ナショナル ジオグラフィック日本版」をご存じですか**（いずれか一つ）
- □ 定期購読中　　□ 読んだことがある　　□ 知っているが読んだことはない　　□ 知らない

■ **ご感想を商品の広告等、PRに使わせていただいてもよろしいですか**（いずれか一つ）
- □ 実名で可　　　□ 匿名で可（　　　　　　　　　　　　　　　）　　□ 不可

ご協力ありがとうございました。

郵便はがき

**1 3 4 8 7 3 2**

料金受取人払郵便

葛西局承認

**2007**

差出有効期間
2021年3月31日
まで（切手不要）

（受取人）

日本郵便　葛西郵便局私書箱第30号
日経ナショナル ジオグラフィック社
読者サービスセンター 行

| お名前 フリガナ | | 年齢 | 性別<br>1.男<br>2.女 |
|---|---|---|---|
| | | | |

ご住所 フリガナ

□□□-□□□□

| 電話番号<br>（　　　）　 | ご職業 |
|---|---|
| メールアドレス | ＠ |

●ご記入いただいた住所やE-Mailアドレスなどに、DMやアンケートの送付、事務連絡を行う場合があります。このほか、「個人情報取得に関するご説明」(https://nng.nikkeibp.co.jp/nng/ p8/)をお読みいただき、ご同意のうえ、ご返送ください。

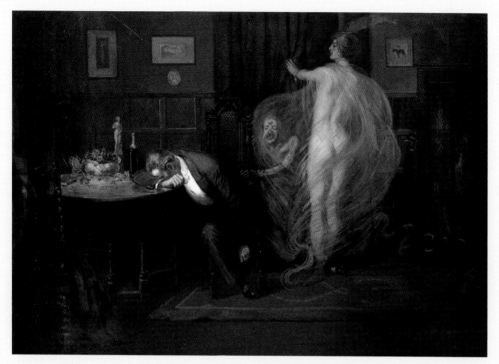

リチャード・テナント・クーパーの作品『梅毒』（1912年）

行するものではなく、患者があっという間に動けなく
なるほどの突然の病だった。

　ナポリ側が反撃すると、フランス軍兵士のほとん
どは戦うどころではなく、退却するよりほかはなかっ
た。傭兵たちは病気も癒えぬまま、それぞれの母国
に帰っていった。

　「イタリアでの軽率な道中で、フランスはうかつに
もジェノバとナポリと梅毒を手にしてしまった」とフ
ランスの作家ボルテールは皮肉を込めて書いてい
る。「彼らは追い出され、ナポリとジェノバを奪還さ
れた。しかし、すべてを失ったわけではない——
梅毒は残った」

　その年の終わりまでに、梅毒はフランス全土に広
がり、さらに流行はスイスやドイツにも拡大した。神
聖ローマ皇帝がこれは神の罰だと宣言したため、

その後数世紀にわたって梅毒はそうしたレッテルを
貼られることになった。梅毒の勢いはどどまらず、ま
ずイギリスとスコットランドに、それからスカンジナ
ビア、ハンガリー、ギリシャ、ポーランドへ、そして
ロシアにまで到達した。1520年頃には、船で海を渡
り、遠くインドやアフリカ、中東、中国、日本やオセ
アニアへと運ばれていった。

　当時の梅毒は死に至るまでの期間が短く、感染
しやすく、死亡率も高い病気だった。おそらく当時
の病原体は毒性が今よりも高かったのだろう。オラ
ンダの神学者エラスムスは、これは間違いなくあら
ゆる病気の中で最も恐るべきものだと述べ、こう問
いかけている。「どのような伝染病がこれほどまで
に全身に広がり、すべての医術を退け（中略）患者
を残酷なまでに苦しめるだろうか？」

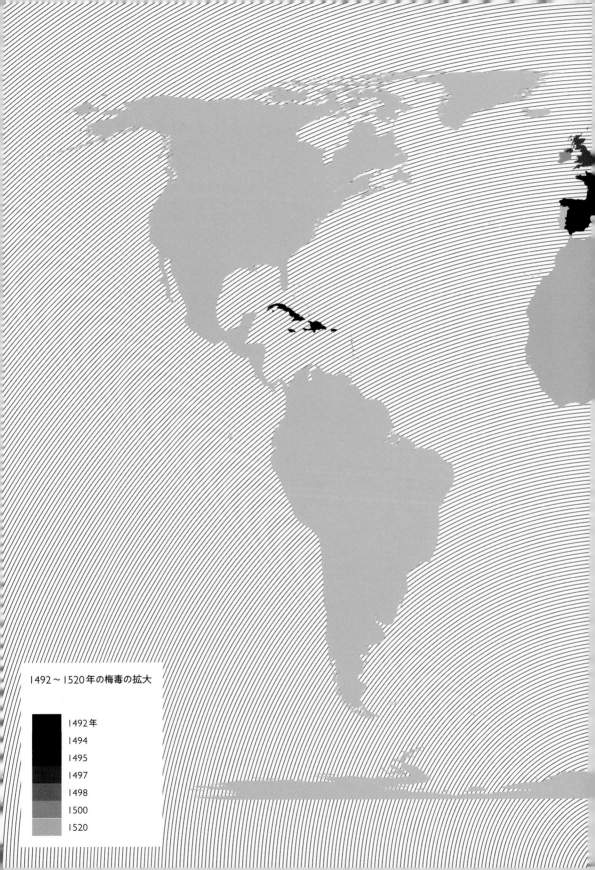

1492～1520年の梅毒の拡大

- 1492年
- 1494
- 1495
- 1497
- 1498
- 1500
- 1520

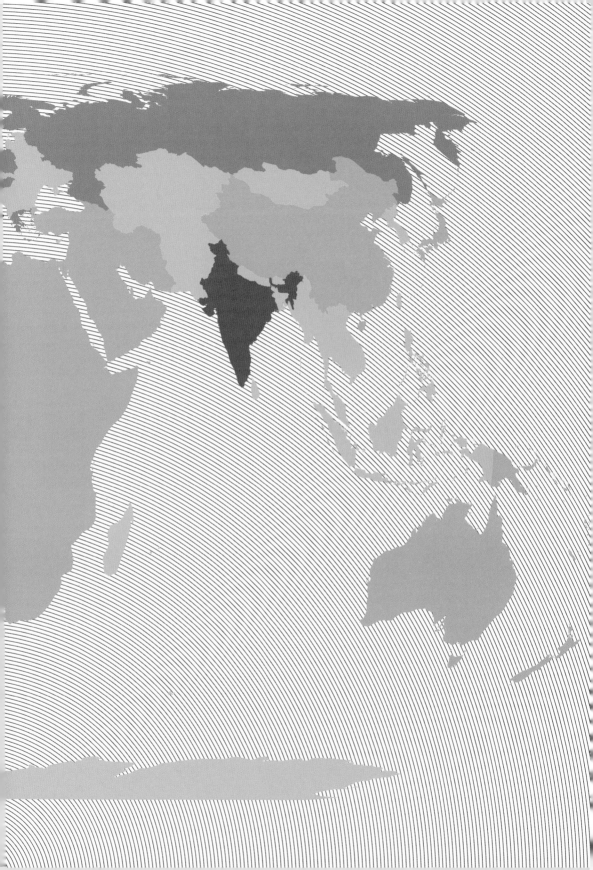

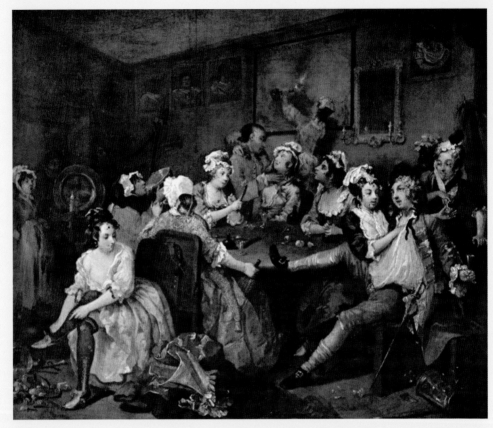

ウィリアム・ホガースによる連作『放蕩一代記』の中の1枚『放蕩三昧』。
女性たちの黒い斑点は彼女たちが梅毒にかかっていることを示唆しているのだろう

## 「性の乱れがもたらす病」

梅毒は、主に性的接触によって感染する。性交中に梅毒トレポネーマという細菌が皮膚の傷口や粘膜から入り込むのだ。母親が梅毒にかかっていると、胎児も子宮の中で感染し、先天性梅毒児として生まれてくる場合がある。何百年にもわたって感染経路が謎に包まれてきた他の多くの先天性疾患とは異なり、医師はかなり早い段階でどのように梅毒が胎児に感染するかに気づいた。ただし、感染を防止できるかどうかとなると話は別だ。

15世紀のヨーロッパでは、何らかの対応が必要だと考えた政府が性の乱れ、特に売春を取り締まろうとした。1546年、イギリス国王ヘンリー8世はテムズ川南岸に広がる悪名高いサザークの「売春宿」を閉鎖するように命じた。皮肉なことにこのおふれがのちに、年老いた王の足にできた潰瘍や精神状態の悪化の原因が第4期梅毒だと噂される事態を招いた。この説は現在では疑問視されている。18世紀に入る頃には、感染防止のために避妊具が使用されるようになった。

16世紀の初めから20世紀の初めまでの間、梅毒の治療には主に水銀が使われていた。液体のまま飲むこともあったが、皮膚にできた潰瘍に水銀入りの軟膏を塗る方法が一般的だった。患者をあたたかい火のそばに連れて行き、軟膏をすり込んで汗を出させるやり方もあった。同じ治療が1日に何回も、数カ月以上にわたって繰り返された。また、医師たちは熱帯地方の植物から抽出されたグアヤク樹脂を使用することもあった。グアヤク樹脂はあまり効果がなかったが、水銀は皮膚症状の改善にある程度は役に立ったようだ。だが、水銀は副作用が激しく、患者が水銀中毒で死ぬこともあった。治療は長期にわたることが多く、「美女と一夜をともにすれば、水銀と一生をともにする」と言われるようになった。

イギリスの画家ウィリアム・ホガースが1732年に完成させた版画連作『娼婦一代記』は、地方の司祭の娘モルがロンドンにやってきて娼婦に身を落としていく転落劇を描いている。最後の場面でモルは梅毒のため、あるいは治療の副作用のために死んでいく。彼女の歯は水銀のせいで抜け落ち、紙の上に置かれている。

梅毒が神の罰かどうかについては意見が分かれた。梅毒患者は厳しく扱われるべきであり、治療を受ける資格すらないと考える人々もいたが、そのような意見に賛成する人ばかりでもなかった。17世紀のイギリスの医師トーマス・シデナムは、医師にとって患者の品行は問題ではなく、どんな相手でも治療するのが医師の務めだと主張した。しかし、19世紀のイギリスでは、多くの病院で梅毒患者は受け入れを拒否された。行き場を失った患者は救貧院に向かい、そこで「不潔」または「性病」病棟に隔離された。

1747年にはロンドンのハイドパークコーナー近くに梅毒や淋病の治療を行う性病専門病院が設けられた。ここはロンドンで最初の任意寄付制専門病院で、やがてイギリスとその植民地にも同様の病院が広まった。19世紀半ばには、インドの大規模な軍事拠点のほとんどに性病専門病院が置かれていた。

イギリスでは1860年代に、警察が「一般売春婦」に指定した女性に定期的な婦人科診察を強制的に受けさせることを認めた感染症法が提出された。内診によって梅毒または淋病が見つかった女性は、性病専門病院に送られ、最長9カ月間入院することになる。軍事拠点がある町では、すべての女性に強制的に検査が行われることもあった。

ところが、男性への検査は行われなかった。男性は検査に同意しないだろうと当局が考えたからだ。感染症法は当初から異論が多く、1886年に廃止された。

## 近代以降の動向

18世紀初頭には（おそらくはもっと早い時期から）、梅毒はナポリでフランス軍を壊滅させたような死に至る病から、現在と同じような病気へと変わっていた。梅毒として記録された症例の中にも、実際はもう少し症状が軽い別の性病が含まれていたかもしれない。19世紀以前は梅毒と淋病が別の病気だということは知られておらず、症状が異なるだけで同じ病気だと考えられていた。

19世紀半ばから20世紀半ばにかけて、戦時中を別にすれば、先進国では梅毒患者は減っていった。2度の世界大戦と朝鮮戦争、ベトナム戦争の間は、梅毒をはじめとする性感染症が一気に増えた。第一次世界大戦中の米軍の傷痍や除隊の理由で、1918〜19年に流行したスペインインフルエンザに次いで2番目に多かったのは性感染症だった。戦争が終わると、性感染症患者は減少した。第二次世界大戦中には、新しい抗生物質であるペニシリンが生産されるようになったが、特にヨーロ

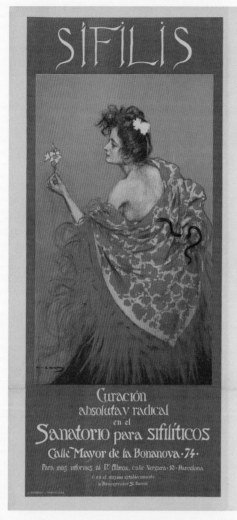

スペイン、バルセロナにあったアブレウ医師の
梅毒療養所の広告（1900年頃）

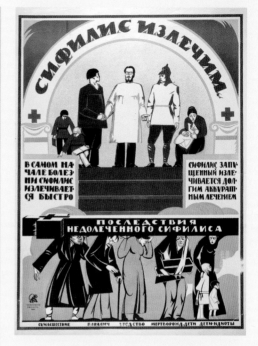

ソビエト連邦のポスター（1920年代頃）。
上段には初期であれば梅毒は簡単に治療できることが、
下段には治療せずに放置するとどのような結果を
招くかが示されている

ッパではその大きな要因となったのが梅毒だった。

2018年の段階でも、梅毒の不安はまだ払拭されていない。2017年の報告で米国疾病管理予防センター（CDC）は、米国では排除に向かっていた梅毒が再び増えていることを公表した。このような増加は、身を慎むことを是とし、避妊についての知識は不要だとするような性教育の変化と関連している。2016年の米国の第1期・第2期梅毒患者の89％以上を男性が占め、そのほとんどは男性同士で性行為を行っていた。

CDCによれば、妊娠中の女性に定期検査を行い、迅速に治療すれば予防できるはずの先天性梅

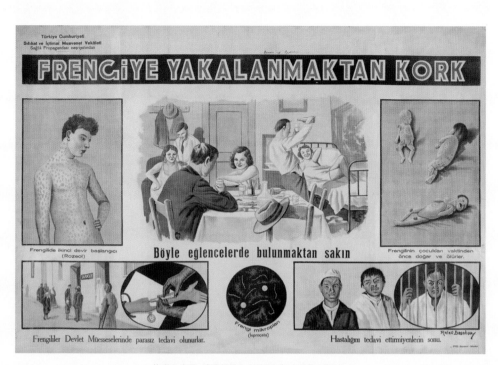

FRENGİYE YAKALANMAKTAN KORK

Frengilide ikinci devir başlangıcı (Rozeol)

Böyle eğlencelerde bulunmaktan sakın

Frengilinin çocukları vaktinden önce doğar ve ölürler.

Frengililer Devlet Müesseselerinde parasız tedavi olunurlar.

Frengi mikropları (Isprocta)

Hastalığını tedavi ettirmiyenlerin sonu.

梅毒の症状、感染経路およびどのような結果を招くかを
紹介したトルコのポスター

毒も「問題視されるほど増加」しているという。新生児の先天性梅毒の割合は、母親が白人女性の場合と比較すると、黒人女性の母親で8倍、ヒスパニック系では3.9倍も高くなっている。米国では、人種は貧困や失業、不十分な教育などと密接に関係し、それが健康にも影響する。最低限の生活必需品を買うにも困るような人たちは、性の健康に関する支援サービスを利用することが難しいのではないかとCDCは報告している。

　一方、イギリスも2016年に1949年以来最も多い梅毒患者数を記録し、2012年からほぼ倍増した。米国と同様に、患者は同性間で性交渉を持つ男性が多い。

　2018年の初めには、オーストラリアのマイノリティと社会・経済的基盤が弱いグループに感染が広がった。クイーンズランド州で先天性梅毒により1人の子供が死亡し、2011年以降に梅毒に感染して生まれた13人の赤ちゃんのうち6人目の死者となった。梅毒はオーストラリアの先住民のアボリジニとトレス海峡諸島の住民の間で流行し、さらにクイーンランド州からノーザンテリトリー準州、西オーストラリア州、南オーストラリア州へと広がりを見せており、それに伴って先天性梅毒も増加している。

# 索引 (＊は地図)

# 図版クレジット

7 'A map taken from a report by Dr. John Snow', Wellcome Collection, CC BY; 13 Wikimedia Commons, URL: https://commons.wikimedia.org/wiki/File:El_Lazarillo_de_Tormes_de_Goya.jpg; 14 Melba Photo Agency/Alamy Stock Photo; 15 'Symptoms of diptheria, in Koplik', Wellcome Collection, CC BY; 19 Mary Evans/Library of Congress; 23 'Charles Kean, ill with flu. Coloured etching', Wellcome Collection, CC BY; 24 'Drawing of the 1918 Influenza: Lymph sinus' by John George Adami, Wellcome Collection, CC BY; 28 'A monster representing an influenza virus hitting a man over the head as he sits in his armchair', pen and ink drawing by Ernest Noble, c. 1918, Wellcome Collection, CC BY; 33 '28 year old woman with leprosy, from the title "Om spedalskhed ... Atlas/udgivet efter foranstaltning of den Kongelige Norske Regjerings Department for det Indre. Tegningerne udförte af J.L. Losting", Authors: Danielssen, D. C. (Daniel Cornelius), 1815–94 and Losting, Johan Ludvig, 1810–76 and Boeck, W. (Wilhelm), 1808–75', Wellcome Collection, CC BY; 34 'The Leprosy Man' woodcut, akg-images; 35 'Leprosy of the skin: an Indian man with red patches on his chest. Watercolour (by Jane Jackson), 1921/1950, after a (painting) by Ernest Muir, c. 1921', Wellcome Collection, CC BY; 39 'Leprosy poster, India, 1950s' by Hind Kusht Nivaran Sangh, Wellcome Collection, CC BY; 43 VintageMedStock/Alamy Stock Photo; 44 Scott Camazine/Alamy Stock Photo; 45 Chronicle/Alamy Stock Photo; 46 CCI Archives/Science Photo Library; 47 Australian War Memorial/Wikimedia Commons, URL: https://commons.wikimedia.org/wiki/File:HMS_Dido_(1869)_AWM_302178.jpeg; 49 'Four children, two with measles, in the same bed: their mother tells the district nurse that there is no risk of infection', wood engraving by Starr Wood, 1915, Wellcome Collection, CC BY; 53 VintageMedStock/Alamy Stock Photo; 54 Gado Images/Alamy Stock Photo; 55 © Florilegius/Getty Images; 58 'A country vicar visiting a family where a child has been suffering from scarlet fever', wood engraving by Claude Alin Shepperson, Wellcome Collection, CC BY; 61 Scott Camazine/Alamy Stock Photo; 62 Phanie/Alamy Stock Photo; 68 Luis Enrique Ascui/Stringer/Getty Images; 69 Iain Masterton/Alamy Stock Photo; 71 'Edward Jenner vaccinating patients against smallpox' by James Gillray, Wellcome Collection, CC BY; 73 'Smallpox, textured illustration, Japanese manuscript, c. 1720', Wellcome Collection, CC BY; 74 'Ships used as smallpox isolation hospitals', Wellcome Collection, CC BY; 75 'Gloucester smallpox epidemic, 1896: a ward in the isolation hospital', photograph by H.C.F., 1896, Wellcome Collection, CC BY; 77 'St Pancras Smallpox Hospital, London: housed in a tented camp at Finchley', watercolour by Frank Collins, 1881, Wellcome Collection, CC BY; 81 'A health visitor holding a small child, promoting a campaign against tuberculosis and infant mortality', colour process print by Jules Marie Auguste Leroux, Wellcome Collection, CC BY; 82 Hulton Archive/Stringer/Getty Images; 89 'Liverpool's x-ray campaign against tuberculosis', lithograph, c. 1960, Wellcome Collection, CC BY; 93 'John Bull defending Britain against the invasion of cholera; satirizing resistance to the Reform Bill', coloured lithograph, c. 1832, Wellcome Collection, CC BY; 94 'A cholera patient experimenting with remedies', coloured etching by Robert Cruikshank, c. 1832, Wellcome Collection, CC BY; 95 'Actual & supposed routes of Cholera from Hindoostan to Europe', Wellcome Collection, CC BY; 97 'John Snow, 1856', Wellcome Collection, CC BY; 98 'A map taken from a report by Dr. John Snow', Wellcome Collection, CC BY; 103 'Soldier suffering from dysentery', Wellcome Collection, CC BY; 106 Universal History Archive/Getty Images; 109 'Man suffering from typhoid', Wellcome Collection, CC BY; 110 Shutterstock; 111 'The angel of death (a winged skeletal creature) drops some deadly substances into a river near a town; representing typhoid', watercolour, 1912, by Richard Tennant Cooper, Wellcome Collection, CC BY; 112 Science & Society Picture Library/Getty Images; 113 Mary Evans Picture Library; 117 'Anti-typhoid vaccination in World War I', photograph, Wellcome Collection, CC BY; 121 'Lady suffering from malaria', Abb 7, page 82, Wellcome Collection, CC BY; 122 'Illustrations of parasites that cause malaria, 1901', by Giovanni Battista Grassi, Wellcome Collection, CC BY; 124 'Map of the world, showing positions of malaria', Wellcome Collection, CC BY; 125 'The malaria mosquito forming the eye-sockets of a skull, rep', by Abram Games, Wellcome Collection, CC BY; 126 'World Health Organisation Interim Committee on malaria', photograph, 1947, Wellcome Collection, CC BY; 133 'A physician wearing a seventeenth-century plague preventive costume', watercolour, Wellcome Collection, CC BY; 134 'The dance of death', lithograph after A. Dauzats, 1831, Wellcome Collection, CC BY; 135 Wikimedia Commons, URL: https://commons.wikimedia.org/wiki/File:Pieter_Bruegel_the_Elder_-_The_Triumph_of_Death_-_WGA3389.jpg; 139 'A cart for transporting the dead in London during the great', by George Cruikshank, Wellcome Collection, CC BY; 143 'Soldiers suffering from typhus, lying in the streets', lithograph by E. Leroux after A. Raffet, by Denis-Auguste-Marie Raffet, Wellcome Collection, CC BY; 144 Mary Evans Picture Library; 147 'After the defeat of the White Army, a new white peril threatens in the form of the typhus louse, against which the Red soldiers fight by washing themselves and their clothes vigorously', colour lithograph, c. 1921, Wellcome Collection, CC BY; 151 'Different stages of yellow fever, 1820', Wellcome Collection, CC BY; 152 'Yellow fever: section of the liver of a patient infected with yellow fever', watercolour, c. 1920, Wellcome Collection, CC BY; 153 'A parodic cosmological diagram showing opposing aspects of the life of colonialists in Jamaica – langorous noons and the hells of yellow fever', coloured aquatint by A.J., 1800, Wellcome Collection, CC BY; 154 Mary Evans Picture Library/Everett Collection; 155 'A yellow quarantine flag, signalling yellow fever, raised on a ship anchored at sea some distance from a port', watercolour by E. Schwarz, c. 1920/1950, Wellcome Collection, CC BY; 161 'Zika virus, illustration' by RCSB Protein Data Bank, Wellcome Collection, CC BY; 162 Cultura Creative (RF)/Alamy Stock Photo; 167 Konstantin Nechaev/Alamy Stock Photo; 173; 'R.W.Lovett, Treatment of Infantile

# 地図データ出典